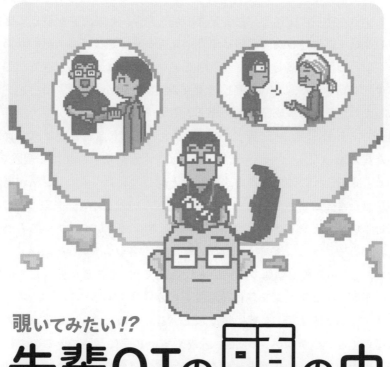

覗いてみたい *!?*

先輩OTの頭の中

～ 臨床のリアルに触れる～

澤田 辰徳 著

三輪書店

● ● ● はじめに

　中学生時代，学びのためと母親が図書館から「故事成語」の本を図書館から借りてきて読まされたことがある．青いハードカバーの本でおもしろいと感じたことを覚えている．本書の「はじめに」を書くにあたり，その記憶が蘇ってきた．武将が戦いの帰路で道に迷った．武将は年老いた馬ならば道を通った経験があるので覚えているであろうと老馬を放ち，その跡を追い，無事に進むべき道にたどり着いたというような話である．これが高校の漢文の模試か何かで出たのか，記憶に残っていた．しかし，その故事成語が何であったのか思い出せず Google で検索した（今時の学びである）．「管仲随馬」．管仲は武将の名で，名将と呼ばれた管仲でさえ年老いた馬に頼った．そこから転じた意味が，「先輩たちの知恵や経験を尊重する，借りる」である．ここが本書のタイトルと結びついた．ただし，私が老馬のような役割を果たせるかどうかは相変わらず自信がない．とかく「先輩」と言われ頼られるほどのいいことをしている自信はないが，精いっぱいやっているということだけは自負がある．

　近年，私も書籍等を執筆する機会をいただくが，その際は先人たちの知恵である研究成果等のエビデンスを基に執筆するのが通常である．しかし，本書は私の勝手な解釈による「経験談」を基に執筆している．そのため，エビデンスのレベルとしては低い（というかない）．反面，読みやすい文面になっているのではないかと思う．どのシーンも私の作業療法観を創り上げた外せないエピソードであり，懐かしい思いで執筆させていただいた．

　本書は『作業療法ジャーナル』で連載した「覗いてみたい!? 先輩 OT の頭の中」の内容を基本としており，成長編・臨床編・教育編・管理編の 4 部に分けて各エピソードが綴られている．また，半分以上のページを新たに書き下ろしているため，すでに『作業療法ジャーナル』の連載の原稿を読んでいただいた読者の方にも別の読み物として楽しんでいただけるのではないかと考えている．エピソードの中には，作業療法業界でよく耳にする話題ではあるが，書籍や論文では書かれていない（書くことができない）内容も積極的に取り扱ってみた．その点でも破天荒な書籍になるのかもしれないが，他にない実践の一助となる書籍になれば幸甚である．

　本書の刊行にあたり，これまでに私の作業療法観を作り上げてくれたメンターの先生，職場の先輩・同僚・後輩，学生諸君，そして出会ったすべてのクライエントとともに，筆者に辛抱強く，丁寧にご対応いただいた三輪書店の高野裕紀氏，森山亮氏およびイラストを描いてくれた愛娘に深謝したい．

2023 年 8 月　蝉時雨を聴きながら

澤田 辰徳

目　次

臨床編

教育編

本文・カバードット絵：YUUGURE
本文イラスト：高橋なおみ

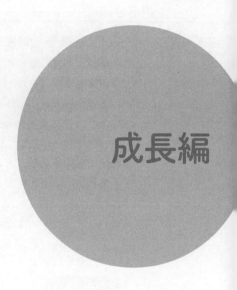

成長編

● この章を読む前に

　経験があまりない作業療法士の方は，先輩が自分より優れた臨床を実践しており，自分は将来そうなれるかどうか不安に思ったり，失敗して悩んでしまったりすることもあるでしょう．しかし，どの先輩にも経験の浅い時代はあり，失敗体験も多かれ少なかれあるでしょう．少なくとも私（筆者）は，数えきれないほどの苦い思い出があります．しかし，失敗体験から学んだことは多く，その後の臨床に大いに役立っています．この章からぜひ，先輩にも失敗体験があること，そして失敗から学ぶことの大切さを知り，前に進む力としてもらいたいと思います．

シーン 1

腕神経叢麻痺を受傷した女性クライエント（作業療法士 1 年目）

　勤務先にはオートバイ事故等による腕神経叢麻痺のクライエントが多く通院しており，ある 20 代女性のクライエントには，上腕二頭筋に薄筋移植❶が行われました．その後，作業療法で ROM 訓練やバイオフィードバックが行われていました．半年〜1 年経過後に肘関節の屈曲が可能になると，クライエントと私は喜びを共にしました❷．動かない手が動くようになったからです．そのような中，リハビリテーション室をよく訪れていた留学中の海外の作業療法士が，私が作業療法を行っていた 20 代の女性について尋ねてきました．「よくならないのに，あんな傷跡を作ってどうするの？」．はじめは意味がわかりませんでしたが，その意図に気づいた時に私は言葉を失いました❸．実際，彼女が生活場面で受傷側上肢を使用することは皆無❹だったからです．

覗いてみた頭の中

　これは作業療法士免許を取得して初年度の私の経験です．

❶ （当時）腕神経叢損傷者には肋間神経移行術や薄筋移植がされ，作業療法ではバイオフィードバックにより移植筋の再教育をするというプログラムが主流である．先輩たちもそれを行っているから，自分もそうしよう．事例は上腕部に大きな手術痕が残存していたが，創傷の状態は良好である．※その後，気づいたことであ

るが，彼女は真夏でも手術の傷跡を隠すため長袖のTシャツを着ていた．

❷ クライエントの手をよくすることが作業療法の目標であり，1年越しに動かなかった肘が曲がるようになったことは，クライエントも喜んでいる．経験も浅い自分であるが，心身機能を改善することができて純粋に嬉しい．

❸ 先輩が修士論文のテーマとして腕神経叢麻痺患者のADLにおける上肢使用の研究を行っており，その結果はADLで麻痺手を使用することは皆無に近く，ほとんど片手でやっていた．このことが脳裏をよぎった．海外の作業療法士が私に問いかけたことは，少し動くようになるからといって，まったく生活上で作業に携わらない手なのに，傷跡をこれほどまで残すような手術をして，半袖のシャツを着ることができないといった社会的な制限を生んでしまっていることであるのだろう．私がやったことは，彼女の作業を可能にするどころか，むしろ狭めているのではないか？ ❶〜❸の思いが駆け巡り，結果として使用していない手を見て，私は1年近くもの間，彼女に寄り添うこともなく，何をやってきたのであろうかと打ちひしがれた．

❹ 私はクライエントの作業を聴取することもなく，クライエントの作業を支援することもなかった．ただ長い月日をかけて，肩関節内転位で体幹を沿うように肘関節を90度付近まで屈曲するというのみの中途半端な機能回復を支援しただけであり，クライエントが真に望むものとはかけ離れていた．彼女はその手を生活で使用することはまったくなかったということが結果なのだ．彼女の作業はもちろんのこと，作業療法士として彼女自身を知ろうとすることも自分はしていなかった．つまり，私は作業療法を行っていなかったのだ．

シーン2

着衣失行のクライエント（作業療法士4年目）

　療養型病床群の病院で，担当のすべてのクライエントの目標をADLの自立❶と設定しました．その中の1人である鮎川さんは，右頭頂葉の脳出血で重度の左上肢運動麻痺を呈していました．更衣動作において，左右の袖や裏表を頻繁に間違え，麻痺手を袖に通すことも難渋しており，フィードバック内容もcarry over（次回の介入につながる）しにくい状況でした❷．ハンドリングによる姿勢制御の改善の他に，袖口等に色付きの絶縁テープを貼ったうえ，更衣動作を1工程ごとに区切り，error less learning（無誤学習）を行いました❸．段階的に口頭指示を減らしていきました．1カ月後に，袖口等にワッペンを縫い付け，在宅で着用する衣服を利用し，2分程度で上着を着替えることが可能になりました．退院後，外来通院時にご家族に様子をうかがうと，「病院で一生懸命やってくれたのですけど，待っていられないので私が着せています」とお話しされました．それを聞き，私は愕然としました❹．

覗いてみた頭の中

❶ 学生時代に授業で習った作業療法の frame of reference（後述）でも，作業は ADL と生産活動とレジャーであったし，療養型の病院ではクライエントは皆 ADL は自立していない．これまで上肢機能の改善や歩行の自立等を目標に立ててきたが，作業ではないうえ，十分によくならない人も多く経験してきた．作業療法士なのだから，作業である ADL に着目して目標設定をしよう．

❷ 更衣動作を阻害している要因としては，病巣からも高次脳機能障害である着衣失行や記憶障害の影響がある．

❸ 更衣動作は複雑であるため，このクライエントには難易度が高い．動作の工程を分解し，各工程でアプローチすることで段階づけを図ると効果的になるのではないか？ エラーにより混乱をきたすため，記憶障害への対応も含め error less learning が効果的なのではないか？

❹ ADL という「作業」にアプローチし自立に近づいたものの，退院後に家族が手伝うのであれば，1 カ月間もアプローチした内容は何だったのであろうか？ クライエントやご家族が考える「更衣」という作業について聞き取り，協働すべきだったのではないか？

シーン3

クライエントの作業ニード（作業療法士5年目）

　60代の頸椎症（椎弓切除術後）の方を担当しました．カトリック教徒の方で，仕事も宗教関係であり，職場の長（経営者）をされていました．クライエントもご家族もまずは身の回りのことをという話で，ADL 自立を目標とすることになりました❶．中心性脊髄損傷ということもあり，上肢機能は比較的良好でしたが，下肢筋力が MMT 3 〜 4 程度の不全麻痺を呈しており，バランス不良でした．入院時は，FIM で，移乗をはじめとしてトイレ動作等が 2 点程度，排尿コントロールもバルーンカテーテル使用で全介助でしたが，入院して 1.5 カ月ほどで 4 〜 5 点へと改善してきました❷．退院まであと 2 カ月というチームの見通しと目標達成が順調と思われたある日，私はクライエントに相談されました．「私はね，あと 2 週間で退院したいんだ．クリスマスは私たちの一大イベントなんだ．そこで私は立って挨拶がしたい！ 私が頑張っている姿をみんなに見せたいんだ❸」．私が「もう少し入院すれば身の回りのことは一人でできるようになって退院できると思うんですが，早期に家に帰るとなるとリハビリの回数も減るため時間がかかるかもしれません．外出ではだめですか？」とお訊きすると，「家に帰って頑張る姿が重要なんだよ．リハビリは帰ってから頑張る❹」と話をされました．

覗 いてみた頭の中

❶ 作業療法面接を行い，ご家族からも情報収集をしている．クライエントが ADL の自立を望んでいるのは真のニーズだろう．まずは ADL の自立で，その後，仕事等の IADL という流れだろう．

❷ 病棟チームと協力して組み立てた時間誘導や，バランス練習等の作業療法介入が効果的に働いてきた．退院までには自立となるだろう．

❸ もう少しで ADL が自立になるのに．家に帰るとなると訪問か通所のリハビリテーションとなるので，回数が減り，回復に時間もかかるし，介護も必要になる．入院で集中的にやったほうが効果的だろう．クリスマスの挨拶なら，外出や外泊ではダメなのだろうか？

❹ 初期からその後のことやイベントを共有して，介入計画して実施していくべきだった．クライエントとの十分な文脈と見通しの共有ができていなかった．彼にとってクリスマスの会で挨拶をするというのは非常に重要なのだろう．それゆえにこれだけ強い意志をもたれている．医療職のなかで作業療法士にはじめて語ってくれたことは感謝である．この思いを他職種に伝えないといけない．

　シーン 1 〜 2 の私に今の私がアドバイスをするのであれば，作業療法士は作業の専門家であるので，クライエントの「人 - 作業 - 環境」について考え，作業について学ぼうと言いたいです．この，人 - 作業 - 環境は，PEO（People-Environment-Occupation）モデルや作業遂行と結びつきのカナダモデル（Canadian Model of Occupational Performance and Engagement: CMOP-E），人間作業モデル（Model of Human Occupation: MOHO）等の作業療法理論の考え方であり，作業について学ぶことは作業科学の考え方です．作業療法理論では，人 - 作業 - 環境の相互作用（近年はトランザクショナルという相互作用の上位用語がよく使用されます）によって作業療法を説明するものが多くあります．この 3 要因は，ほぼすべての作業療法理論に共通するものであり，どれが欠けても効果的ではなくなります（**図**）．

　シーン 1 では「人」の心身機能に焦点が当たっています．しかし，肝心の"女性クライエントがどのような「作業」を大切にしてきて，獲得しようとしているのか？"はみえてきません．もちろん，腕神経叢麻痺や脳卒中後の片麻痺等，上肢機能の改善は，多くのクライエントが望むことです．アメリカの有名な作業療法士である Gillen[1] は "From an occupational therapy perspective, function refers to using the upper extremity to support engagement in meaningful occupations." と述べています．このことは作業療法士が作業で使用する手の機能の獲得を支援せねばならないことを示しています．当時の私にそれができていれば，シーン 1 のクラ

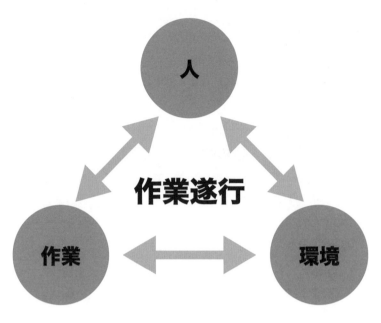

図　人－作業－環境の三要因

作業遂行とは「作業をする」ことである．たとえば，「作業療法士として働く」ということは，自分と病院があっても作業療法をするという仕事がなければ成り立たない．病院と作業療法という仕事をするという作業があっても，行う人がいなければ成り立たない．作業療法士と作業療法という職業があっても，作業療法を行う場所や道具がなくては，対象者がいなくては成り立たない．人と作業と環境が複雑に相互作用することで作業が行われる．

イエントは，得られた肘屈曲で自助具等を利用しながら，何らかの環境のもとで作業に従事する「手」になっていたかもしれませんし，片手でより円滑に作業をする生活になっていたかもしれません．

　シーン 2 の頭の中❶の frame of reference とは参照枠組みのことであり，現在はアメリカ作業療法協会の作業療法実践枠組み（Occupational Therapy Practice Framework: OTPF）として知られています [2]．当時の私は，作業療法の枠組みは頭にあるものの，その意味を十分に理解していなかったといえるでしょう．更衣動作は確かに作業療法の扱う「作業」ですが，このクライエントや家族にとって本当に意味があったかどうかと考えると疑問です．作業ニーズとは，ただ形態が作業であればいいわけではありません．具体的に言いかえれば，手の機能や歩行能力の改善のみを目的とするものでもなければ，更衣動作等の具体的作業を挙げればいいというものでもありません．日本作業療法士協会の定義では，作業とはその人にとっての個別的な目的や価値がある生活行為であり [3]，他の理論も同様に，個人にとっての意味や目的，価値を重要視しています．このクライエントの更衣動作は，概念的

分類で作業の範疇です．しかし，一人で時間をかけて服を着替えることは意味のある作業ではなかった可能性が高く，家族が手伝うことで十分にすむ作業でした．したがって，この更衣の作業の意味が不十分であり，「人」の理解が足りなかったといえるでしょう．また，家族という「環境」も考慮していなかった可能性があります．家族は人的な環境です．家族は手伝うことが苦ではないという情報を統合していれば，更衣自立へのアプローチにここまで時間を割くことはせず，クライエントの早期退院や医療費の抑制につながったかもしれません．

　このように，人−作業−環境を統合的によく知るためのプロセスの一つが作業療法面接です．本クライエントにおいても，更衣動作ではない，密かに温めていた作業があるのであれば，面接で明らかになる可能性がありました．それをクライエントと家族と共有することができたら，家族が安全かつ円滑に更衣動作を介助する方法を指導し，クライエントが真に希求した作業を支援できたかもしれません．これまで主として機能訓練の知識や技術を学んでいた私は，これらの失敗を通して，作業療法の専門性を学ぶために，理論の知識をさらに磨いていくことになりました．

　シーン3は作業療法面接でクライエントの真意を共有することの難しさを示しています．クライエントの真のニーズと作業療法士のニーズの理解にずれが起こることは稀ではありません．Saitoら[4]は，クライエントと作業療法士が共に目標を決めたと認識しているにもかかわらず，お互いの目標の内容が一致していなかったことを明らかにしています．今回の目標であったADLの自立は，クライエントが望んだ作業ニーズであったといえるでしょう．しかし，当時の私は「まずはADL，その後IADL」や「クライエントはADLが自立してから在宅を希望するだろう」といった固定観念をもっていました．クライエントの時間的文脈に伴い，作業の優先順位が変わることに気づけませんでした．したがって，彼の作業歴等の情報収集はしていたものの，私自身の固定観念とクライエントの作業ニーズの先の見通しまで共有できていなかったことにより，非効果的になったといえます．一方で，この時はクライエント中心の作業療法を研鑽していたため，人−作業−環境の観点から介入を修正し，立って挨拶を可能にするクライエントの真のニーズが達成できたことは救いでした．私はこの失敗から，クライエントはこう考えるだろうということを決めつけずに，クライエントのニーズをうかがったうえで，私自身の考えの提案とそれに対するクライエントの気持ちをうかがうという協働のスタイルを学ぶことができました．

これだけは伝えたいこの章のまとめ

　他の先輩方は私のような失敗をしないかもしれません．しかし，前述のように私が体験した失敗談はこの他にも数多あり，キリがないです．そのたびに落ち込み，反省をしてきたことは今でも記憶に残っています．作業療法士として少しは年月を重ねた今，若い作業療法士の方々への指導をする経験も増えてきました．失敗を悔やんで落ち込む若手作業療法士は非常に多いです．もちろん，失敗することで落ち込むのは当然のことです．しかし，起きた事実は変わりません．私の経験から言えるのは，失敗したことを2度と繰り返さないことのほうが建設的であり，重要だということです．この章で述べた失敗に対しては，自分なりに対策も行い，スキルアップの一助としました．このことはコルブの経験学習モデル※でも示されています．失敗して悩むのは大いに結構ですが，引きずらずに再発を防止しましょう．失敗は生じないことが望ましいですが，仮に生じたとしてもそこから学べるものが多いことを心の片隅に置いてください．

この章で役立つ書籍

① 吉川ひろみ：作業ってなんだろう―作業科学入門（第2版）．医歯薬出版，2017

　作業科学は作業療法の基盤となる基礎学問であり，応用学問です．つまり，作業療法の基礎になるといえます．私の個人的な感触ですが，この「作業とは何か？」という職業的アイデンティティの根本が，日本では少しおろそかになっていると感じています．私自身，作業科学を学ぶことにより，視点が広がりました．「作業とは？」という作業科学の視点をわかりやすく記しているのがこの書籍です．

② Gillen G（編），清水 一，他（監訳）：脳卒中のリハビリテーション―生活機能に基づくアプローチ（原著第3版）．三輪書店，2015

　これは下記文献1）の和訳本です．私もそうですが，英語が苦手な方はこちらをご参考にいただければ取りかかりやすいかと思います．著者は有名な作業療法士の方で，引用したように作業モデルと医学モデルを融合した名著であり，機能的な記述箇所でも至るところに作業療法の概念が巡らされています．

文献

1) Gillen G: Stroke Rehabilitation: A Function Based Approach(3rd ed). Elsevier, 2010
2) American Occupational Therapy Association: Occupational Therapy Practice Framework: Domain and Process—Fourth Edition. Am J Occup Ther **74** (suppl 2): 1-87, 2020
3) 日本作業療法士協会ホームページ：日本作業療法士協会　作業療法の定義．https://www.jaot.or.jp/about/definition/（2022年9月20日参照）
4) Saito Y, et al: Determining whether occupational therapy goals match between pairs of occupational therapists and their clients: a cross-sectional study．Disabil Rehabil **28**: 1-6, 2019

 用語解説　コルブの経験学習モデル
経験，振り返り，概念化，実験の四段階からなり，失敗や成功等を振り返って考え直し，また新たに試してみることを繰り返して学びを深めていく教育モデル．

第2章 | 希望
作業療法の専門性に希望をもとう！

● この章を読む前に

　私たちは作業療法士という職業を身分として日頃業務をしています．作業療法士しかできないことについて，誇りをもって言えますか？ 作業療法士の専門性について疑問に思う人も少なくないと思います．これを職業的アイデンティティといいます．この問題に対する議論は昔からあるものです．自分の職業の専門性を明確に言えないことはがっかりするかもしれませんが，そもそもこの問題について疑問をもつことは専門を理解する第一歩となると思います．

シーン1

PT は OT より頭がいい？（作業療法士4年目）

　職場の作業療法士の同僚たちと食事をしました．同僚の村田さんは「私，本当は理学療法士になろうと思ったのだけど，理学療法は偏差値が高かったから作業療法士になったのよね．そのことが頭にあるから理学療法士は頭がいいなあって引け目を感じちゃう❶」と話しました．すると，同席した池田さんが「私も一緒です．理学療法士のように機能をよくしようとする考え方を身につけたいですよね❷．私は手工芸をやっていて，"作業療法は遊んでていいなー"って理学療法士さんから見られているんじゃないかなと不安になる時があります❸」と話しました．2人が「澤田さんはどう思うの？」と訊くので，「あまり理学療法士に引け目を感じたことはないかなー．理学療法士は職業的アイデンティティで悩む人が少ないので，そこは羨ましいとは思うけど❹．でも，自分の職業だから誇りをもって仕事をしたいとは常に思ってるよ❺」と答えました．

🔍 いてみた頭の中

❶　そもそも養成校自体，偏差値が高い養成校もあれば，低いところもあり，偏差値ではばらつきがかなり大きい．単に偏差値で職種格差を判断するというのは少しナンセンスに感じる．しかし，そういう考えの人はよくいる．また，臨床では養成校の偏差値にかかわらず，優れた作業療法士もいればその逆もいるので何とも

いえない部分はあるだろうな．だからといって作業療法にしかできないすばらしさをロジカルに説明できる知識もなく，悔しい．

❷　理学療法と作業療法は重複する箇所もあり，クライエントもリハビリテーションは身体機能を回復するものだと認識しているから，理学療法的に機能回復に役立つ知識や技術は身につけたい．そのためには，研修会や書籍等で積極的に自己研鑽しないといけない．

❸　確かに，手工芸をやって隣に座って指示を出しているだけだと，作業療法士じゃなくとも自分の親とか素人でもできるんじゃないかと思う時はよくある．「理学療法士及び作業療法士法」で作業療法は手芸や工作を用いることが示されてはいるが，考えをもたずして手工芸の方法を支持することが作業療法の専門性だとすると，作業療法士の仕事は専門的な知識をもっていなくとも可能になってしまう．

❹　自分自身，作業療法士になりたいと思ってこの道に入ったわけではなく，理学療法という単語も知らずに養成校に入ったので，その頃から理学療法に引け目を感じたことはない．高校の同級生は有名大学を卒業して一部上場企業（現プライム市場）に就職しているので，そちらのほうに引け目を感じる．一方，学生時代から作業療法の専門性がみえず，現在も悩み続けている反面，理学療法士の友人たちは理学療法の専門性にまったく悩んでいないので，わかりやすい職業で羨ましいなと思う．

❺　自分が一生をかけて行う職業のため，誇りをもって仕事をしたい．そのためやモチベーションをもって仕事に取り組むには，作業療法士とは何者であるかについて理解を深めることは避けられない道だろう．

シーン2

作業療法とは？（作業療法士5年目）

　事例検討会の場面で先輩の発表があり，「腹部が低緊張で骨盤が後傾位，股関節が外旋して重心は麻痺側殿部の後方へ崩れています．そのため，立ち上がり時にも介助が必要です．今は腹部の緊張を高め，体幹を安定させることを目標にやっています❶」と話していました．その後，具体的な介入戦略について，作業療法職員全体で実技練習をすることとなりました．実技ではいつも先輩が行っている，プラットフォーム上での背臥位や座位で，上記の目標達成のための筋緊張の調整や改善のアプローチが披露されました❷．私は「これはどれくらいの期間実施されて，どれくらいよくなったのですか？」と訊いてみました．先輩は「だいぶ改善してきたけれど，ここ3カ月ぐらいで腹部に緊張が入るようになったかなと思う❸」と答えました．

覗 いてみた頭の中

❶ 先輩はいつもこのテクニックを勉強されているので心身機能の分析をしっかりとされているな．でも，この目標は作業療法の目標なのだろうか？ 理学療法も同じ目標でやっているのではないだろうか？ 作業療法の専門性が活かされた目標なのだろうか？

❷ これを複雑（昔の診療報酬の単位で，作業療法が個別で 45 分以上行われたときに算定される）でいつもやっているなあ．このアプローチでどれくらい改善したのだろうか？ これが改善することで ADL 等につながっているといいな．

❸ 3 カ月も同じことをやっているのだな．この先輩はおそらく自分が以前に反省したこと（第 1 章シーン 1 参照）をされているのじゃないか？ 腹部の緊張が高くなって改善したというのは，何をもって証明するのだろう？ 外から見ている感じでは，立ち上がりも介助が必要な気がするし，以前と変わった感じがしない．やはり定性的な評価ではなく，定量的に評価をする必要性があるな．誰もやっていないけれども，自分の担当では FIM 等を定期的に評価してみようかな．

シーン 3

誰がための作業療法（作業療法士 3 年目）

　土曜の半日業務の後，職場の作業療法室で促通手技の研修会が開かれました．理学療法・作業療法職員も全員参加の予定でした．2 時間が経過し，休憩時間にスタッフルームへ行こうとすると，作業療法室の対面の理学療法室に人影が見えました．部屋をのぞくと上司の作業療法士の川藤さんがクライエントの竹内さんとご家族と何やら神妙な面持ちで話し込んでいる様子でした❶．その後，川藤さんは研修会の終了間際に部屋に入ってきて，参加をしました．研修会終了後のスタッフルームで川藤さんと話す機会がありました．

　私「そういえばずっと理学療法室で竹内さんとご家族と話をされていましたが，何かあったのですか？」

　川藤さん「そうなんだ．竹内さんが入院生活でちょっと嫌なことがあって，家族と一緒に相談に来たから聞いていたんだよ」

　私「それを作業療法士に真っ先に言いに来たのですか？❷」

　川藤さん「そうだよ．SOS を言える窓口はどこでもいいと思うのだけど，それがあることが重要だよね❸」

　私「それで研修会に参加されなかったんですね」

　川藤さん「そうだね．研修会に参加はしたかったけど，相談されたことには全力で応えたいね❹」

いてみた頭の中

❶ 技術研鑽は欠かさない実直な上司であるのに，研修会を差し置いても話すべきことがあるのかな？ 何を話し込んでいるのだろう．

❷ 入院中の悩みを，ベテランの主治医や看護師でもなく，ソーシャルワーカーでもなく，経験豊かな担当の主任理学療法士でもなく，自分と経験年数が1年しか変わらない作業療法士（川藤さん）に相談に来てくれるなんて信じられない．しかし，川藤さんは，竹内さんだけでなく，いつもすべての担当の人たちの希望を聞き，外に出かけたり，さまざまな道具を作製したり，作業療法室でパソコンを使って自由時間にゲームができるようにしたり等，クライエントのことを第一に考えて実施している．それを考えれば，竹内さんが川藤さんに一番に相談してくることも納得できる．

❸ 確かに窓口は大切で，チーム内の誰でもいいはずだ．誰でもクライエントの相談にのれるほどチームが成熟したほうがいいが，現実はなかなかうまくいかない．しかし，少なくとも自分が窓口になる努力はできる．そのためには，クライエントが心を開けるような関係性を作ることが大切で，それは経験や権威等ではなく，日頃の対応や実践を体験したクライエントが決めるものなのだな．川藤さんの臨床の中心にはいつもクライエントがいるから，クライエントも信頼してくれるのだろう．自分もそう思われるようになりたい．そのためにはもっと知識と技術を研鑽しなければいけない．

❹ 研修に参加する自分の時間を犠牲にしてでもクライエントのことを考える姿勢がすごいと思う．これが本当の意味でのクライエント中心なのだな．ここまでクライエントのことを考えられるように，自分ももっと精進しなくてはならないな．

　シーン1はよく耳にした話です．私の養成校入学当初は，バブルが弾けて世の中が不安定な時代でした．就職氷河期とも呼ばれ，安定した医療の国家資格に人は流れていきました．特に大学卒業者でも就職先を見つけることが難しく，卒業後に理学療法や作業療法の養成校へ入学するケースも少なくありませんでした．一方で，リハビリテーション職は安定した職業とされていましたが，具体的な仕事内容となると世間の知名度は低い状態でした．これは高校生においても例外ではなく，理学療法と作業療法の違いを明確に返答できる学生はごくわずかだったと思います．そのため，多くの高校生は，スポーツ等で知名度の高い理学療法を選ぶことが多かったようです（これは現在も同じかもしれません）．偏差値が高いものはいいという考えは，一般的に根強くあるので，それでよくわからず理学療法を選んだということもあると思われます．私自身も高校が進学校で，同級生が偏差値の高さや国公立だからと大学を選んだり，高校教諭に勧められたりしたことがよくありました．

この議論も所詮その程度のことだろうと個人的には思っています.

　それに加え，入職後は所属長や役職が理学療法士であることも多かったため，実習の経験も踏まえ，養成校時代から感じていた理学療法士に対する引け目を引きずる人もいたようです．現在でもこう考える人は少なからず存在するようにみえます．しかし，記述したように，養成校には専門学校から国立大学までさまざまあります．ある理学療法養成校よりも偏差値の高い別の作業療法養成校は数多く存在します．また，所属長に理学療法士が多いことは事実ですが，年功序列制度・資格保有者数や男女比・時代背景等，多くのバイアスがあり，ここでいう「頭のよさ」で成立しているのか，私は疑問視しています．そこから考えれば，シーン1のように職種を比較すること自体がナンセンスだと思うのです.

　一方で，私の仲間をみたり，臨床の管理者をしてきた立場から振り返ってみても，現場での努力や優秀さは，養成校の難易度（偏差値）に比例しないことも多々あります（もちろん優秀な養成校卒業者で優秀な作業療法士もたくさんいます）．ここで言いたいことは，本質から外れた視点で自職種を卑下してしまうと，せっかくの魅力ある職業もつまらないものになってしまうということです．他者のネガティブに引きずられる必要はありません．他職種と比較するのではなく，「作業療法士にしかできないすばらしい部分は何なのか？」といったことを考えるほうが生産的ではないでしょうか？　私は作業療法に誇りをもちたいと強く思い，作業療法のアイデンティティを確立するための学びを深めていくことになりました.

　シーン2は，失礼ながら先輩の介入に疑問をもった際のエピソードです．ここでは自分自身の以前の失敗（第1章参照）を猛省したことからそう感じたのだと思います．私自身は機能的な改善の先には作業があるべきだと考えていた（今でも考えている）のですが，この事例報告では作業が見当たらないと当時の私自身は感じました．この時の私は，先輩に質問をしたものの，彼女の行動変容を起こそうとは思いませんでした．問題の定義は人によって違いますし，先輩がこれ自体を問題と思っているように感じませんでした．ひょっとしたらクライエントは劇的に改善するかもしれません（この方は変化ありませんでしたが）．ただ，自分のクライエントには作業につながる結果が残せるようにしたい，主観のみならず客観で評価する必要性を感じました．現在のエビデンスの流れは，このシーンの私から考えると，よいものだと思います.

　私は，他者の臨床を変えることは難しいですが，自分の臨床を変えることはそう難しくないと思っています．なぜならば，作業療法は個別算定でなされることが多く，これは作業療法士が一人で実践をすることを示しています．したがって，自分の臨床は，自分とクライエントとの時間ということになります．そこで行われるこ

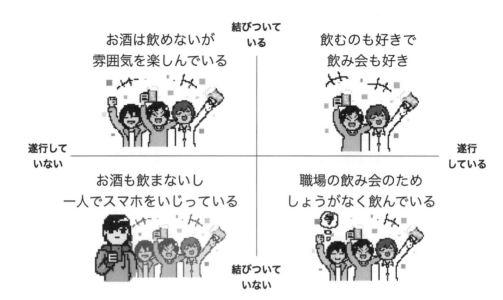

図　作業の遂行と結びつきの例（文献3を参考に筆者作成）

作業遂行と結びつきの違いは，作業を行っていないが共有している状況といえます．逆に遂行していても結びついていないときは作業のいい効果が得られません．したがって，結びつくことは重要です．本文の例では，実際にクライエントから相談を受けたのは川藤さんでしたが，そのエピソードを聞くことで私は川藤さんの実践を疑似体験することで結びつき，作業療法の魅力を感じたといえます．

とが1から100まで職場や上司等に決められていることは皆無でしょう．多かれ少なかれ，自己裁量権があると思います．そこには作業療法士個人の力が大きく影響すると私は思います．

　一方で，私は評価には主に2つの側面があると考えています．それは①正確にクライエントの問題点を抽出することと，②介入の効果を検証する成果指標という2点です．後述しますが（第16章参照），この当時，私の職場では定期的に定量的評価を行うという文化がありませんでした．評価は主観的な定性的評価が主となっていました．主観的評価がすべて悪いわけではないですが，それのみに拠ると客観的根拠に欠け，効果的でない実践が延々と行われる危険性があります．私自身，これは大きな問題であると思いました（両方必要である）．そして，このシーンでの経験を基に，私は作業療法面接やADLの定量的評価を含めた作業療法独自の評価パッケージを自分で作成し，担当のすべてのクライエントに行うようになりました．

　シーン3は，自身が目指したいと思う姿との出会いです．この上司の川藤さんのエピソードは，作業療法に希望を感じた瞬間でもありました．世界作業療法士

連盟（WFOT）は，作業療法がクライエント中心であることを示しています[1]．川藤さんの，日頃のクライエントに寄り添う姿勢と，クライエントに信頼されているエピソードを目の当たりにして，自分が実践していないにもかかわらず，作業療法のすばらしさを体験させていただきました．作業遂行と結びつきのカナダモデル（Canadian Model of Occupational Performance and Engagement: CMOP-E）では，作業を遂行しなくとも結びついていることの重要性を述べています[2]．この時の私は，自分自身が遂行していませんでしたが，このエピソードを通して作業療法士のすばらしさに結びついたともいえます（**図**）．若手の頃は自分自身が成果を出せないかもしれません．しかし，シーン3のように周囲の作業療法士のすばらしい実践を感じることで，作業療法に対する希望がもてる可能性があります．それは職場かもしれないし，同僚かもしれないし，研修会や学会かもしれません．川藤さんは私の重要なメンターの一人であったといえます．よいメンターとの出会いは，効果的な成長や自己効力を促す一要因といえると思います．

これだけは伝えたいこの章のまとめ

　多くの人が作業療法の専門性に悩んだ経験があるでしょうし，専門性が理解できても実践での成功体験がなければ作業療法士としてのアイデンティティや自信は生まれないかもしれません．また，同じ仲間が専門性を見失うことは寂しいことですし，自分自身が巻き込まれる可能性もあります．一方で，他者の成功事例や，こうなりたいと思う姿を目の当たりにすることは，自身の作業療法の未来の一筋の光となると思います．そのためには，尊敬できるメンターとの関わりを増やしたり，研修会や学会等で自らその機会を探し求めたりすることも重要でしょう．

この章で役立つ書籍

Townsend E, et al（編），吉川ひろみ，他（監訳）：続・作業療法の視点─作業を通しての健康と公正．大学教育出版，2011

　作業療法理論である CMOP-E の正書です．ページの量が多いのと訳書のため表現が難しい部分もありますが，新しくアップデートされた作業との結びつきの概念や CMOP-E 自体を理解するには必須の本といえます．本章で紹介した結びつきを理解するためには，リックとディックのトライアスロンの話がお勧めです．本書は CMOP-E の概念だけにとどまらず，クライエント中心の実践をするための基本となる可能化の基盤や作業療法士に必要な 10 の技能であるクライエント中心の可能化のカナダモデル（Canadian Model of Client-Centred Enablement: CMCE），CMOP-E の視点で臨床実践するためのプロセスモデルであるカナダ実践プロセス枠組み（Canadian Practice Process Framework: CPPF）についても詳説してあります．

文献

1) World Federation of Occupational Therapy: POSITION STATEMENT Client-Centredness in Occupational Therapy. https://wfot.org/assets/resources/Client-centredness-in-Occupational-Therapy.pdf（2022年 9月 20日参照）

2) Townsend E, et al（編），吉川ひろみ，他（監訳）：続・作業療法の視点─作業を通しての健康と公正．大学教育出版，2011

3) 吉川ひろみ，他（編）：作業療法がわかる COPM・AMPS 実践ガイド．医学書院，2014

第3章 研鑽
研鑽を始める，そして継続するモチベーションはどこから？

● **この章を読む前に**

　「日本作業療法士協会倫理綱領」[1]は，第2項で「作業療法士は、知識と技術に関して、つねに最高の水準を保つ」，第9項で「作業療法士は、学術的研鑽及び人格の陶冶をめざして相互に律しあう」と規定しています．ゆえに作業療法士は常に研鑽をしなくてはなりません．私は自分自身の知識や技術の不十分さの不安を払拭するために，自己研鑽を続けてきました．そうすることで一定の成長が得られたと思います．今章ではそれについて一部紹介したいと思います．

シーン1

勉強会（作業療法学生3年目）

　仲良くしている理学療法学科の先輩と編入生と3人で居酒屋に来ました．いつも遊んでいる気心知れたメンバーでした．<u>2人は私と同様に学生でしたが，患者さんにどのように理学療法を行ったらいいかを熱く語っていました</u>❶．その流れで，「<u>毎週1回集まって，勉強会をやろう！</u>❷」と誘われました．私は「<u>おもしろそうだね．参加するよ</u>❸」と返事をしました．

 いてみた頭の中

❶　学生にもかかわらず，難しい話もしているし勉強熱心だなあ．何か誇りをもって話している感じがする．自分も誇りをもって医療の話をしてみたい．全然話についていけないけれども，2人はいつも訊けばわかりやすく丁寧に教えてくれる．勉強になることばかりだな．

❷　学生が勉強会なんてやるの？ そんなことやれるのか？ でも2人の行動力と知識ならばできそうだ．自分としては2人の中に入っていろいろ学びたいし，仲間になりたい．

❸　こんなことは同級生とではできなさそうだし，行動力のある人たちでやれば楽しく身になる勉強ができそうだ．

シーン2

学会参加（作業療法士1年目）

　初めての学会参加では，さまざまなディスカッションがされていました．<u>発表した知り合いの先生には，ベテランらしき先生から難しい質問が集中的になされていました</u>❶．そのような中，大学院の研究室の1年上の先輩が「澤田くん，<u>せっかく来たんだから最低1回は質問しようぜ</u>❷．せっかく来たのにいろいろ訊かないのはもったいないじゃん．今のうちから質問をする癖をつけないと，<u>将来もしなくなっちゃうよ</u>❸」と話をしてきました．

覗いてみた頭の中

❶　すごい雰囲気だ．先生の発表もすごいと思っていたのに，こんなにベテランらしき先生がいろいろ難しい質問をしてくるのか．怖いな．よく発表する度胸があるなあ．すごい．

❷　この雰囲気の中で質問するのか？　しかも知識も経験もないのに．無理でしょう．でも経験が1年しか変わらない先輩がやるんだったら自分でもできるかも．できないはずはない．

❸　確かに，質問しない癖がついちゃうかもしれないな．そもそも，せっかく来たのに質問しなかったら，ただ聞いているだけになっちゃう．もったいないな．1回くらいだったら何とかなるかもしれないから，勇気を振り絞ってやってみるかな．

シーン3

技術研鑽（作業療法士3年目　新職場1年目）

　新しい職場に移ってきて，ハンドリングの勉強会がありました．理学療法士の上司の石橋先生が講師をしており，「<u>上肢を使うためには体幹の安定が得られないといけない</u>❶……」（**図1**❷）と説明がありました．（その後の実技練習で）私が「先生，ここのハンドリング，やってもらってもいいですか？」とお願いすると，<u>石橋先生が実際にやってくれました</u>❸．私が「<u>まだまだわからないので，別の時間に定期的に教えていただいてもよろしいでしょうか？</u>❹」と尋ねると，石橋先生は「やる気だね．いいよー」と快諾してくれました．

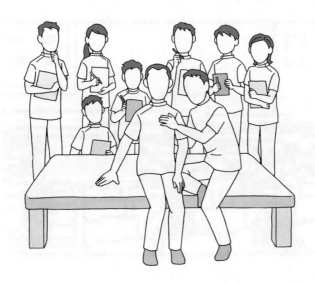

図1　シーン3：ハンドリングの勉強会

覗いてみた頭の中

❶ 上肢を使うために体幹？　手外科領域の実践とはだいぶん違うな．どういう原理で話をしているんだろう．理解できない．

❷ 石橋先生は何をやっているんだろう．どこにどれくらいの力を入れているのだろう．石橋先生が近くに来たら訊いてみよう．

❸ なるほど，こんな感じでやればいいのか．実際に触ってもらうと感覚がわかるな．聞いただけでは全然わからない．

❹ 自分は他の人たちと違って中途で入職してきたので，知識も技術も他の人より劣っている．しっかりと身につけたいので，よく知っている石橋先生に直接教えを請おう．

シーン4

他病院見学（作業療法士14年目　管理職時代）

　自分も講師を務める研修会で，他の講師の講演を聞いていました．（**図2**❶❷❸）．（その後，控え室にて）．私「先生，講演すばらしかったです．<u>もし可能でしたら，今度先生の病院にうかがって見学させてもらうことはできるでしょうか？</u>❹」

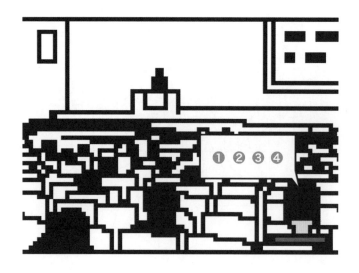

図2　シーン4での私：研修会での頭の中

覗いてみた頭の中

❶　自分が9年前ぐらいに論文で読んで実践してみたこととだいぶ違う．あの頃は日本でほぼ知られていなかったので手探りだったけれども，この講師の先生がされている方法論は詳しくてわかりやすい．自分がやっていたことは違っていたな．こういう意味だったんだ．

❷　驚くほどクライエントがよくなることは知っていたが，この詳しい方法論をぜひこの目で見てみたい．

❸　この理念は自分が目指すべき作業療法像と合致するな．このアプローチは今，自分や病院組織においても弱い部分なので，この技術をぜひ身につけたい．

❹　このプログラムを学ぶために見学の交渉をしよう．もしOKだったらスタッフにも知りたい人がいるだろうから，プロジェクトチームを立ち上げて，数名で病院見学に行かせていただこう．

シーン5

海外研修（作業療法士17年目）

　退職して教員になることが決まり，有給休暇を合わせると2カ月近く休みになるため，有効に使おうとかねてから考えていました（**図3**❶❷❸❹）．

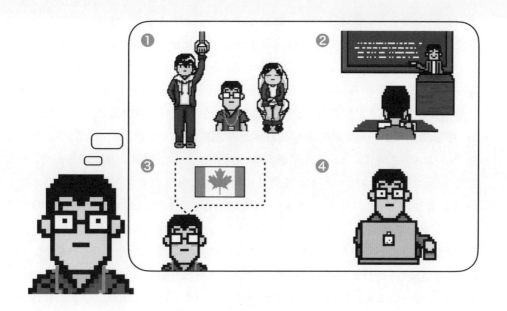

図3　シーン5での私：海外研修へ行くまでの頭の中

覗いてみた頭の中

❶ 今まで作業を大切にする実践を訴え，一人でやってきたことを組織で行うようにできないかと考えてきた．作業療法の専門性に則った実践ができるいい組織になったな．まだまだやりたいこともあったけれども，ここまでできたという自負はある．

❷ いろいろな講演で，海外は作業に根ざした実践しかしていないということを何回も聞いた．でも一方で，海外の作業療法の状況は日本と変わらないということも聞いている．どちらが本当なのだろうか？　自分が病院でやってきた実践や組織的にやってきた取り組みは，海外では当たり前なのだろうか？　それとも海外でも通用するのだろうか？　知りたい．

❸ 今後，教員になるので海外に行く機会も増えるだろう．英語力を鍛えたいな．2カ月休みがあるので，1カ月ぐらい語学留学をしながら，向こうの大学や臨床を見学できないだろうか？　行くのであればカナダ辺りが自分の知りたいこともあるし，治安がよくていいだろうな．まずは家族と相談しよう．

❹ （数週間後）．作業科学研究会（現学会）から送られてきたメールに南カリフォルニア大学の1カ月の研修プログラムがあるな．南カリフォルニア大学は作業療法のメッカで，病院見学もたくさんできそうだ．このプログラムに参加すれば一石四鳥ぐらいになるな．家族に話してみるのと，自分の英語力でもいけるかどうか問い合わせてみよう．

　シーン 1 は学生時代の話です．他でも述べていますように，私は作業療法士になりたいと思って入学したわけではありませんでしたが，著名で優秀な先生方にご教授いただき，「しっかりした作業療法士にならねば！」という気持ちは心の片隅にありました．しかしながら，自分の学生時代を振り返ると不真面目な学生だったと思います（反省）．目の前のクライエントに少しでも貢献せねばという危機感から，学びに費やす時間が増えたのは圧倒的に臨床時代でした．現場を目の当たりにしていない学生時代には，その危機感が希薄だったように思えます．しかし，親友たちと馬鹿話をしつつも，時に真面目な討論から得られる学生時代の学びは楽しいものでした．そしてこの話を聞いた時に「そもそも勉強会って立ち上げられるの？」と自分の辞書にないことに困惑しましたが，行動力ある友人たちに引っ張られるかたちでよい経験ができました．この勉強会では筋（ミオシン・アクチンレベル等）や Gate control theory 等，多くのテーマを取り扱いましたが，今でも覚えていることが多いです．主体的な学びが一番身になるということを，いま振り返っても実証したと思います．この体験のおかげで，その後，手外科の勉強会等，作業療法分野で複数の勉強会を開催するようになりました．

　シーン 2 では新人時代の初めての学会参加の体験です．現在私が参加している学会とは，雰囲気がだいぶ異なりました．シンポジウム等でもベテランの先生方からの指摘や提案等が緊迫した空気で行われており，正直「ビビった」記憶が残っています．先輩の発言には耳を疑いましたが，もともとの貧乏性が発揮されたのか，「確かにもったいない．先輩にできたなら自分にもできるかも」と思い，勇気を振り絞って質問をしたことを覚えています．行動すると達成感を覚え，学会がより楽しい場となりました．

　シーン 3 はキャリアチェンジをした時の話です．より作業療法を知りたいという理由で手外科から中枢神経系の病院に就職をしました．入職すると今までやっていたことと違いすぎて，知らない外国に単身で乗り込んだぐらい，右も左もわかりませんでした．そのような中，他の人に追いつこうと必死になったのを覚えています．また，実技系の研修会では，実際に講師の方に自分に手技を行ってもらうことの重要性も実感しました．見るだけの視覚入力と自身の固有受容感覚に入力するのとでは雲泥の差です．この頃には直接聞くという行動が習慣化されていました．

　シーン 4 と 5 は現在にもつながることです．自分が講演やシンポジウム等でご一緒させていただく先生方のご講演を拝聴して，その後，コミュニケーションをするという機会が増加しました．それまでの経験から，すばらしいものは実際その目で確かめるのが一番であるという信念ができあがっていました．実際にうかがった施設見学や研修は，促通手技，装具作製，自動車運転や CI 療法等，多岐にわたり，受

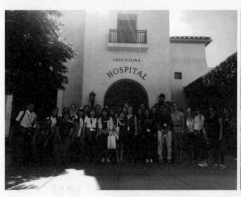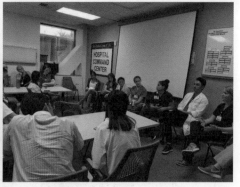

図4　SOTI program 参加時の病院見学

左写真では左端，右写真では手前左に座っているのが筆者．

け入れてくださった先生方には感謝しかありません．書籍や論文を読んだり，講演で拝聴したりするのみより，実際に見て質問できることもまた雲泥の差です．もちろん，見学前にその施設で行われていることを理解してうかがうのは言うまでもありません．

　シーン5では知的好奇心が海外に目を向けさせたと言えます．ちょうどいいタイミングで南カリフォルニア大学の夏季研修プログラム（SOTI）を知りました．事前に英語でSkypeをしたり，ビザをアメリカ大使館に取りに行ったり等，さまざまなことが初めての体験でした．それまでの管理者や研修会講師等の立場から，英語もわからないヒヨコとして海外に飛び出したのです．研修には最年長で参加し，20歳前後の若い学生たちと共同生活を行い，英語もわからず周りに助けられ，学生に戻り毎日必死で予習復習を行いました．結果，そこで見たものは最先端の新しい取り組みと，日本も悪くないという実感でした（**図4**）．これは本当にいい体験で，大変でしたが，やはり自分の目で見てよかったと思います．

　日本人の自己研鑽の時間は諸外国と比較しても低く，週13分ほどであるという結果が出ています[2]．私の個人的な体験から言えば，研鑽の源はクライエントに還元する知識・技術に対する不安と，知的好奇心の2点だったと思います．近年，自己研鑽が業務に含まれるか否かが議論されていますが，職場の労務規定に示され，かつ職場の指示があるものであるかによります（管理的ですが）．私自身は自身の研鑽について，そのレベル（お金が発生するか否か）で考えたことはありません．研鑽するか否かは個人の自由です．するにしても，より挑戦するか否かも個人の選択です．挑戦は負荷がかかりますが，それゆえに得るものも大きいでしょう．自己効力理論に効力予期と結果予期があります（**図5**）[3]．自分にできるはずがないと

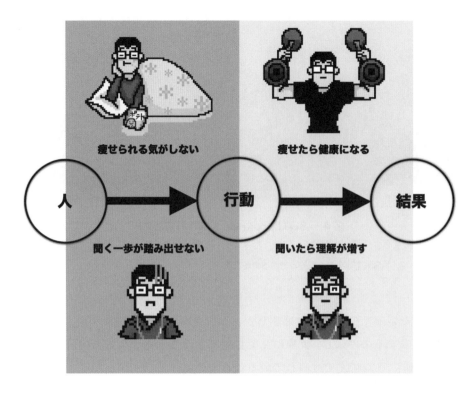

図5 Bandura の自己効力理論

結果はよいことが起きるとわかっていても自分が行動に移せないと変わらない．したがって行動に移す効力予期は重要な要素で，自分に自信をもち，勇気を出して一歩踏み出すと世界が変わるかもしれない．

思い込まず，一歩進んでみるのも手でしょう．それを続ければ習慣になり，私はそれで現在に至ります．結局は単純で，やるかやらないかの二択だと私は思います．

これだけは伝えたいこの章のまとめ

　私の恩師は卒業式の時に，アメリカの某大学の門に書かれている「Not for 4 years, but for40 years」という言葉で送り出してくださいました．私も今学生を送り出す時によく使わせていただいております．作業療法士である限り，研鑽を続けることは，作業に障害のあるクライエントを支援する対人援助職としての責務なのではないでしょうか？ やるかやらないか，選択肢は 2 つです．また，選択後も主体的か義務的かでも成果は変わるでしょう．どのように主体的に研鑽できるかは，自分に作業療法をするということが答えになるのではないかと思います．

この章で気になるであろう研修

Summer Occupational Therapy Immersion (SOTI) Program

　数々の著名な作業療法士が在籍し，崇高な業績を残してきている南カリフォルニア大学 (University of Southern California:USC) の公開プログラムです．アメリカで働いたり，大学院へ進学したい人への夏季 4 週間のプログラムで，作業科学やアメリカでの作業療法の実践について学べます．また，毎週施設見学が複数回あり，向こうの現場を垣間見ることができます．4 週間は寮に滞在し，他国の OTS や OTR と共同生活をします．毎年 1 名ぐらいの日本人（臨床家）が参加する傾向にあるそうです．詳しくは USC，SOTI 等で検索すると出てくると思います．

文献

1）日本作業療法士協会ホームページ：日本作業療法士協会倫理綱領．https://www.jaot.or.jp/about/moral/（2023年 5 月 23 日参照）
2）総務省統計局：令和 3 年社会生活基本調査　生活及び生活行動に関する結果（結果の要約）．2022，https://www.stat.go.jp/data/shakai/2021/pdf/youyakua.pdf（2023 年 5 月 23 日参照）
3）Bandura A：Self Efficacy：The Exercise of Control. WH Freeman and Company, pp1-34, 1997

志を同じくする仲間を創る

私たちは基本的に「仕事」として作業療法を実践しています．仕事の中で重要になる要素の一つが人間関係です．多くの人たちが職場の人間関係について考えたことがあるのではないでしょうか？ 仕事にかかわらずとも，生きていく中では周りの人や仲間の支援がなければつまらないものになってしまいます．それが存在している場合は大きな力となります．ハーバード大学の Robert Waldinger 教授は，75 年にもわたる縦断的な研究を通して，人間の幸福度は身近な人との人間関係が影響することを明らかにしました．作業療法とは簡潔に示せば，人 - 作業 - 環境の相互作用から物事を考えます．このことを私たちの人生と重ね合わせてみましょう．人間環境がよい環境に恵まれれば，私たちの作業療法はしやすくなりますし，その逆ではつらい状況になるでしょう．

作業療法の考え方は多様です．医学モデルに基づいて行う人もいれば，作業モデルで行う人もいます．臨床実践内容が各個人の自由である寛容な環境の職場もあれば，特定の関心領域を得意とする職場もあります．また，業界全体をみてみても，些細なものの考え方の違いで，いがみ合っているようにみえることもあります．いずれにせよ，自分がやっている実践が孤立している場合，最悪の場合，健康を崩してしまうことにもなりかねません．健康を崩してまで仕事をする必要性はないと思います．私はそうなる前に自分で健康を崩さないように予防することがより重要だと感じています．その時，気の合う仲間が職場にいれば，職場にセーフティスポットができることになります．それではどのように仲間を創るのでしょうか？

まずは自分と同じような考え方をもつ人を見つけることでしょう．もしいなければ，自分の考えや実践方法に興味をもってもらうこともいいのではないかと思います．私は若い時から研修会等を開いたりして，私の関心領域を紹介していました．その当時，一人で COPM や FIM をやり始めたりもしました．他の同僚や先輩たちは私が何をやっているのかがわからないのです．25 年ぐらい前は，就職した時に職場の OT はキャリアが低い小集団であったり，一人職場であったりすることが稀ではありませんでした．さらに現在と同じく，養成校で学ぶことがまったく同じとはかぎりませんでした．故に相手が知らない実践を知ってもらうことは重要だと思ったのです．ただし，綺麗事では済まないので同調してくれる人もいればそうでない人もいるでしょう．でもそれは普通だと思います．自分がつらい時や苦しい時，一定数の仲間がいるだけでも大きく変わります．また，環境の変化を促すには一定数の仲間がいることが重要です．その一定数の集団が職場で市民権を得る（つまり，変わったことをやっている集団だとみられないようにする）ために，協働して真摯に業務に取り組むことが重要だと思います．新病院立ち上げ時代，私は仲間に大きく救われました．それは先輩や同僚とはかぎりません．後輩や他職種，周りにいる人すべて含まれました．当時の職場の仲間には今でも感謝して

います．なぜ仲間になってくれたかを振り返ってみると，作業モデルに基づきクライエントを大切にする実践を一貫して行ってきた私の真摯な思いが通じたのではないかと思っています．

それでも職場に仲間ができない場合は外に求めるのも一つの手です．私は作業療法の専門性を大事にする実践を行ってきましたが，その中で，孤軍奮闘して苦しんでいる作業療法士の方々を見てきました．地域の研修会や学会等は同じ興味をもつ人の集まりなので，比較的仲間ができやすいかもしれません．また，現在はSNS等でつながりをもち，オンライン上でのやり取りも多々見かけます．これらは距離関係なくリーチングできるので，オンラインツールが盛り上がることは選択肢を増やすという意味で，私はよいことではないかと思っています（もちろん使い方には注意が必要ですが）．さて，私たちは純粋に作業療法らしい臨床を分け隔てなく応援したい，孤立する作業療法士に少しでも仲間を増やす場を支援したいと考え，日本臨床作業療法学会を立ち上げました．突然，主語を「私」ではなく「私たち」としたのは，仲間で創ったからです．30代半ばの理事ばかりで，古参の先生方には若造たちが何をやっていると思われたかもしれません．当初の理事たちは良くも悪くも自分のいいものを曲げない人だったので（すみません理事の方々），よいと共有したことに関しては外から何を言われても皆さん気にしていなかったですし，実際批判を耳にしても共有して消化できました．批判もいただきまし

たが，この学会により多くの方々から仲間を創れたというご意見を多々いただいています．日本臨床作業療法学会は私たち若造が創った学会であったので，その勢いで「よいアイデアと動きは若いうち」と思い，規約で理事の定年を50歳にしました．そのため私も定年近くとなり会長の座は降りていますが，仲間を創る環境を提供できたという実感と次世代の作業療法士の仲間たちの息吹は今も感じており，非常に嬉しく思っています．日本の作業療法士の行末にはいろいろな意見がありますが，強い力を秘めていますので，個々の点をつなげ，面にすることですばらしいものになるのではないかと期待しています．その一つが仲間創りなのでしょう．

何れにしても，待っていても変わらないのであれば，一歩踏み出す勇気が必要かもしれませんね．誰かがやらねば，自分が動かねば．人は一人で生きていけないと私は思います．はじめのWaldinger教授の話に遡るのであれば，私の周りには多くのすばらしい作業療法仲間がいてくれますので幸福だと言えるでしょう．仲間にはいつも感謝です．

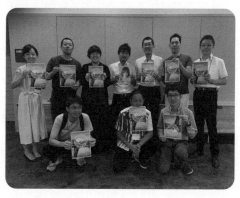

第4章 資格
何のために資格取得をするのか？

● **この章を読む前に**

　私たちの業界にはさまざまな認定資格があります．純粋に学びのために取得したいと思うことや，将来的な展望，あるいはその逆で不安のために資格取得をする方もいらっしゃるでしょう．一方，世の中の声を聞くと，キャリアアップのために資格取得をするべきという声や，逆にそもそも資格取得は意味がない等の意見も聞かれます．「資格取得は何のためになるのか？」，「どのような資格取得が成長を促すのか？」について，私の経験を紹介したいと思います．

シーン1

AMPS（作業療法士3年目）

　上司の作業療法士の川藤さんが，料理を作るクライエントを見ながら，何やらメモをとっていました❶．終了後，私が「何をしているのですか？」と尋ねると，川藤さんは「AMPSっていう評価をやっていたんだよ．知ってる？❷」と尋ね返してきました．私は，「はい，名称と，本当にさわりの部分ぐらいしか知らないですけれども……」と答えました．川藤さんは「作業の視点で評価ができるから，作業遂行分析の幅が広がる，いい評価だと思うよ❸」と答えました．

覗いてみた頭の中

❶ あんなにメモをとって何をしているのだろう？　身体を触ったり，口頭で指示を与えたりしているわけでもない．料理の作業遂行上の問題をメモしているのだろうか？

❷ AMPSは聞いたことがあるぞ．昔，大学院時代に参加した私的な勉強会で出てきていたな．確か研修会が開かれていたような……．

❸ ちょうど作業療法の専門性について考えていたところなので，興味に合うかもしれない．どのような評価か調べてみよう．

そうだ，大学院へ行こう（作業療法士 5 年目）

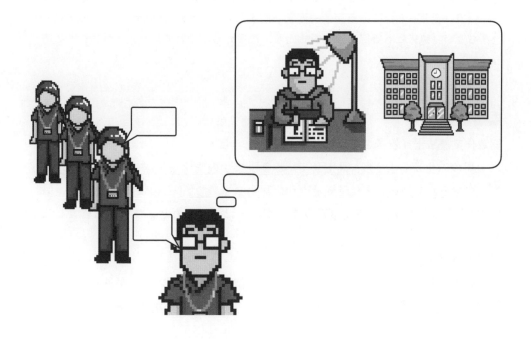

今日も後輩たちがいろいろ質問をしてきます．

A さん「○号室の○○さんですけれど……❶」

B さん「今度の勉強会ですけれど……❷」

C さん「次の学会で発表の原稿を……❸」

気がつけば職場での自分の経験年数が上になっており，作業療法の先輩たちはほぼいませんでした❹．

覗いてみた頭の中

❶ 臨床の悩みはできるだけ答えてあげたい．けれども自分にだってわからないことはたくさんあるんだよ．あー，誰か俺に教えてくれる人はいないかな……．

❷ リハビリテーション部門の勉強会はあったけど，作業療法部門の勉強会がなかったから作ったはいいけれども，自分が意見したり教えたりしてばっかりだ．

❸ この職場には研究等をやっている人がいないので，修士号をもっている自分が面倒をみるのは仕方がないな．自分も発表をしているけど，あまりアカデミックなものとはいえない．いろいろな研修会に出てみてもエビデンスが低かったりする

し，もっと論理的に文献を読んだり，臨床に貢献できるアカデミックなものの考え方や研究の技術を身につけたい．

❹　新しくベテランが採用される等がないかぎり，自分が教授してもらえないという環境は変わらないだろう．今一度学び直すために，何か行動を起こさなくてはならない．臨床にも疑問点が出てきたし，教授から誘われていた大学院に行くのも一つの手かもしれない．

シーン 3

認定作業療法士（教員 2 年目　作業療法士 9 年目）

　上司の先生から「今度，県士会で，ある研修会の講師をお願いできませんか❶？先生のやられていることは皆知りたいと思いますので❷」と相談されました．私は，「私などでよければ，僭越ではありますがやらせていただきます」とお答えしました．

（…数カ月後）

　学会の懇親会等の場で，「研修会の講師を依頼するのはいいんだけれど，認定資格がない人にお願いすると，少し問題になったりすることがあるんだよね❸」という話を耳にしました．

覗いてみた頭の中

❶　講演等は滅多にない機会で，自分もあまり経験がない．しかし，お声がけいただいたことは素直に嬉しい．

❷　自分がやってきたことに興味をもってくださっているのだな．やってきてよかった．お引き受けして，自分の経験にしたい．

❸　自分は認定作業療法士ではない．自分が引き受けたことにより，お誘いくださった先生に迷惑をおかけしたのかもしれない．今後，標準的な作業療法士を目指し，周りに迷惑をかけないためには，職能団体が示す資格を取得したほうがいいかもしれない．

シーン 4

訪問リハビリテーション管理者養成研修会（作業療法士 13 年目）

　事務長と今後について相談しました．私が「現在，さまざまなリハビリテーション団体が，次の診療報酬・介護報酬改正に向けて，訪問リハビリテーション事業所が組み込めないか，思案しているみたいです❶」と言うと，事務長が「その基準を取

るために何かいるの？」と訊いてきました．私は「今のところ不明なのですが，事業所の算定基準要件に研修会の参加が求められるかもしれないという噂もあるので，受講検討の余地もあるかもしれないですね❷」と答えると，事務長は「じゃあ技士長，参加してきてよ❸」と返してきました．

覗いてみた頭の中

❶ 訪問リハビリテーション事業所の算定が許されれば，当院でも行うべきだろう．世の中の動向を経営の軸となる上司と共有し，今後のビジョンを立てよう．

❷ ある資格が診療報酬や介護報酬や施設基準に反映されることは稀であるが，もしもの時に必要な場合，乗り遅れてしまう．

❸ 基本的にはスタッフの行きたい人の中で任せられる人に行ってもらうのが一番だが，訪問リハビリテーション事業所は立ち上げたばかりで人も少ない．参加希望者もいないだろうから，自分が行くことになるだろう．

研修会や資格取得は，モチベーションを保つ作業療法士の方々には魅力的です．個人的な見解の結論を申し上げれば，個人個人のキャリアや興味によるに尽きると思います．シーン1ではAMPSについて述べてあります．AMPSとはFisherが開発したADL / IADLの観察による評価であり，クライエント中心の評価といわれています[1]．シーン1では私は過去の出来事を思い出しました．作業療法士2年目の時に恩師であった宮前珠子先生に作業療法士の専門性について相談し，5名ほどの豪華な勉強会に参加させていただきました．その際にAMPSのことを教わりましたが，当時の無知な私には多くを学ぶことができませんでした．シーン1の後に，私はAMPSについて調べ[1]，当時在籍していた広島大学で第1回の講習会が行われていたことを知り，それに気づかなかったことを悔やみました．結局，私は第4回のAMPS講習会に参加するために極寒の2月の札幌に出向きました．そこでは，私が悩んでいた作業療法独自の視点について学ぶことができ，熱い日々を過ごすことができました．この講習会により，作業遂行分析の技術が飛躍的に上がり，無事に認定評価者ともなって，若干の自信を手に入れることができたことも記憶に残っています．ここでは，先輩の存在と，それについて尋ねた行動，その後の文献調査で自分の興味と合致し，研修会に申し込んだという行動が鍵となったと思います．

シーン2は大学院に行くきっかけです．今でこそメジャーな大学院への進学ですが，今から20年前は，大学院に進学するのは大学や養成校教員の方々が大半で，修士号を取得して臨床をやっている人間はほとんどいませんでした．当時の私は，自

分が教授する側に回るばかりで，何かを教授してもらうことに飢えていたと思います．与えるばかりで，その与えたことにも自信がもてない．確固たる人から知識・技術を教授してもらいたいと思っていたのです．当時，エビデンスに基づいた実践がトピックになっていました．しかし，私自身もさまざまな講習会に出ており，作業療法は「科学的に検証可能であるのか？」といったことやエビデンス不足による批判的意見等が出ていることも見聞きしておりました．そこで，修士号をもっている自負もあり，大学院に行くという決心をしたのです．今ではさまざまなオンラインゼミやセミナーがあり，大学院へ行かずとも高品質な研究スキルや論文の批判的吟味ができるようになってきています．大学院へ進学する最大のメリットは，修士や博士の学位を取得することでしょう．これは臨床ではあまり加味されないかもしれませんが，教員になるためには重要な資格となります．私自身，教員になるつもりはなかったのですが，結果として役立ちました．大学院に行ってよかったと思うのは，研究の入り口に立ったということ，そして仲間等と意見交換ができたことです．恩師から「博士は足の裏の米粒」とよく言われました．その心は「取っても食えない」です．私より以前の先生は博士号の恩恵を受けたかもしれませんが，今はまさに足の裏の米粒だと思います．それを活かせるかは自分次第でしょう．さまざまな意見があるにせよ，「行きたいと思う人は行動してみればいい！」と思います．ただ，学位取得には相応の努力が必要ですので．その覚悟は必要です．

　その後，私はシーン3のように認定作業療法士取得のための研修を受け始めました．この時の一番の動機は「依頼していただいた方にご迷惑をおかけしない」でした．恥ずかしながら，この時まで私は新人教育プログラムすらも修了していませんでした．この時は深く考えていませんでしたが，日本作業療法士協会は職能団体です．職能団体とは，専門家が集まる団体で，私たち個人を代表して，作業療法士という職業の交渉や発展等，さまざまなことに貢献しています（**表**）．私たちが診療報酬や介護報酬等，保険診療に守られて仕事をしていることも，職能団体の働き方のおかげと言うこともできます．私は認定取得にかけて，さまざまな広い知識と，協会の立場について学ぶことができました．これらの意味でも，協会のプログラムは社会的にみてもゴールドスタンダードであるといえるでしょう．たとえば，臨床実習の指導者は現在行われている研修と読み替えが可能ですし，認定から専門，MTDLPであれば熟練者等，発展形もあります．そういった意味からも，個人的には，興味を引くものがあれば，取得しておいてもいいのではないかと思います．

　シーン4の研修は，私が行くことになったのですが，個人的興味というより，職場の立場により参加したものです．結局，この時の診療報酬・介護報酬の改定では訪問リハビリテーションの事業所は組み込まれませんでしたので，資格（研修修

表　日本作業療法士協会の事業目的 [2]

1. 作業療法の学術の発展

2. 作業療法士の技能の向上

3. 作業療法の有効活用の促進

4. 作業療法の普及と振興

5. 内外関係団体との提携交流

6. 大規模災害等により被害を受けた人の自立生活回復に向けた支援

了）自体の取得には意味がありませんでした．これは本質なのかもしれませんが，結果論です．無駄だと思って行動をやめるよりは，無駄になるかもしれないけれど行動するということも重要であると私は思います．

　自身を振り返ってみると，さまざまな研修会に出たり，資格を取得したりしてきました（**図**）．基本的には自分の作業療法の質を改善し，クライエントに提供したいという興味に基づき参加してきました．その評価や技術等を使うにせよ使わないにせよ，知らないことには始まらないわけであり，私のモットーは「知らないことは否定しない」ということです．そういう意味で，さまざまなものに興味をもち，勉強させていただきました．資格はあくまで副産物でしかなかったと思います．資格を取得したいからという理由で参加をしていたら，私の作業療法士生活はもっとつまらないものになっていたと思います．しかしながら，認定証等をいただくことは，若かりし自分にとっては自信にもつながりました．その意味から，人によっては資格等の取得は自己効力を上げるためには有用であるといえるでしょう．

　一方で，期待に沿わない研修会もあります．私にもそのような研修会の経験がありますが，それでも，知識や技術の新しい知見を少しは得ることができました．また，そのテーマの研修会が自分の期待するものではなかったとわかることも一種の収穫です．ただ，助言をするならば，研修は主催が信頼できる団体のものに出たほうがいいということです．歳を重ねてきて，いくつかの，質が疑問視される営利目的の研修会も見聞きするようになりました．そのような団体は，若手作業療法士が研修の質を判断できないことを利用して研修への参加を呼びかけたり，資格を出したりしています．一つの判断基準は開催団体です．たとえば日本作業療法士協会のような職能団体が開催するものは一定の質が担保され，今後のフォローも見込めると思います．呼吸器や心臓等の内部疾患系の指導士等の資格も同様だと思われます．もう一つの判断基準は，学術的に保障されている点です．たとえば，AMPSやCI療法等は国内外で学術論文が多数出版されています．その主著者となるような

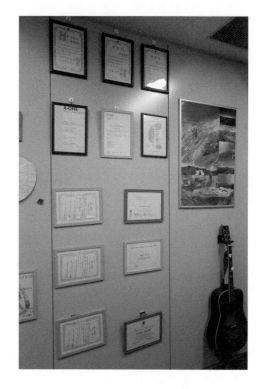

図　筆者の研修修了証等

・・・

研究室に学生の教育の一環として飾っている．これら修了証は一部であるが，AMPS等，作業療法の専門性に関わるものからファシリテーションテクニック等，多岐にわたる．

方々が講師を務めているようなものは，比較的信頼できるかもしれません．心配な場合は，信頼できる先輩や恩師，メンター等に相談してみてもいいでしょう．いずれにせよ，私はこれらの資格取得が効果的に成長につながるかどうかは個人の選択によると思います．

これだけは伝えたいこの章のまとめ

　資格取得は多くの人が考えることかもしれません．その背景には，成長や将来の不安があると思います．資格取得の動機は人それぞれだと思います．それと同様に，その資格を自分がどう思うか，どのように効果的に活かすかも人それぞれです．重要なことは，自分次第だということです．一方で，質が疑問視される資格もあるので，しっかりと見極めて取得されることを私はお勧めします．

この章で気になる資格

Assessment of Motor and Process Skills (AMPS)〔主催：Center for Innovative of Solutions (CIOTS) Japan. HP：http://amps.xxxxxxxx.jp/〕

　この回でも登場したAMPSの講習会です．この研修会に参加したことによって，作業療法の扉が開けた感じがしました．しかし，本題は作業遂行分析を構成的に行うことです．それゆえに研修会に出てトレーニングすることで作業遂行分析の質が上がります．AMPSは基本的に特定の決められた課題を行うわけなのですが，AMPSで得られた技術はどの作業活動にも活用できます．研修会費用は安くありませんが，現在はコロナ禍でオンライン開催のようなので，宿泊費や交通費等がかからないメリットがあると思います．クライエント中心・作業分析に興味がある人にはお勧めです．

　註：本書執筆の現在，AMPS講習会の運営元であるCIOTS Internationalが休止中となっており，新規の講習会が開かれていない．個人的によい講習会と思うだけに，CIOTSが掲げるクライエント中心の理念のもとに早期開講を願いたい．

文献

1)　齋藤さわ子：Assessment of Motor and Process Skills(AMPS)と作業分析．OTジャーナル **34**：37-41，2000
2)　日本作業療法士協会ホームページ：協会について．https://www.jaot.or.jp/about/（2023年5月26日参照）

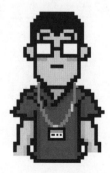

臨床編

第5章

機能
作業療法における機能回復の捉え方

● この章を読む前に

　他の章でも述べているように，作業療法における機能回復は，特に身体障害の分野において他職種と混同されがちです．しかし，通常クライエントは，元の機能の状態に回復したうえで作業をする（遂行できるようになる）ことを望んでいます．また，作業遂行にはさまざまな心身機能が必要になります．したがって，機能回復は作業療法のうえで重要な鍵となるといえるでしょう．ただし，作業と関連している場合のみですが……．

シーン1

料理人に戻りましょう！

　森さんは50代で，2カ月近く前に自転車で転んで橈骨遠位端骨折をし，保存療法でギプス固定をされ，その後，療養型の病院に入院をしてきました．森さんは料理人なので，<u>左手で重い中華鍋を持たなくてはなりません</u>❶．<u>主治医の許可を得たうえで，非常勤の整形外科医と共にX線画像を確認したところ</u>❷，<u>関節内骨折</u>❸で骨折線はリスター結節にかかっていませんでした❹．また，<u>橈骨面の角度や長さ等のアライメントには問題がありませんでした</u>が❺，全指の<u>IP-MPに軽度〜中等度の拘縮があり</u>❻，<u>手関節は屈曲伸展ともにほぼ0度付近で，さらに回内外にも制限が出ていました</u>❼．

覗いてみた頭の中

❶　仕事内容から，ROMは標準の可動域より広く必要かもしれない．実動作で見る必要性があるだろう．

❷　読影をある程度できる必要はあるが，自分はそのプロではない．そのプロの整形外科医の先生にお願いして，しっかりと確認しよう．

❸　関節内骨折ということは手関節の拘縮は強いだろう．

❹　リスター結節に骨折線が入っていないことから，長母指伸筋の断裂に注意する必要性はなさそうだ．

❺　アライメントも問題がないことから，尺骨突き上げ症候群等の問題もなく，通常

通り ROM exercise をやってよさそうだ.

❻ 前医ではあまりリハビリテーションが行われていなかったのだろう. おそらく, 関節軟部組織性の拘縮だろうが, 手内筋や総指伸筋等の短縮による筋性拘縮も少しはあるだろう.

❼ 固定による不動で拘縮を起こしていることに加え, 骨癒合が得られているので, 積極的に練習をしていいだろう. 手関節は背屈と掌屈で近位手根関節と遠位手根関節の貢献度が異なるが, 森さんはどちらも拘縮が強いので, 温浴後にリストラウンダーやクランクバーを利用したり, 自主トレーニングを指導したりしなくてはならない.

シーン 2

作業療法は上肢だけか?

　宮崎さんは 70 代の男性で, 重度の左片麻痺の方です. 自宅へ帰るためにご家族のご希望でトイレ動作についてアプローチをしていますが, FIM の点数は 2 点ほどで重度介助であり, 排泄コントロールは 3 となっています❶. Br-stage で上肢 II, 手指 II, 下肢 III レベルで, 感覚も悪い状態です❷. 認知機能もさまざまな問題を抱えており, MMSE が 15 点で, 左半側空間無視や注意障害等もあります❸. トイレでの移乗動作については, L字柵の右にしがみつくかたちで体幹は右優位で屈曲し, 両股関節も屈曲しており, 左下肢の収縮は得られていないような状態でした（**図 1**）❹.

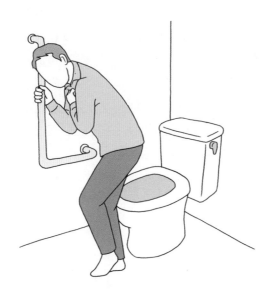

図 1　非効果的なトイレでの立位

覗いてみた頭の中

❶　トイレ動作ができても，コントロールができていなければ意味がない．トイレの時間誘導は病棟と相談して早急に始めねばならない．

❷　かなり重度の方で感覚も悪いので，CRPS（肩手症候群）にならないように患手管理を徹底しなくてはならないな．状況により上肢装具も検討しよう．

❸　認知機能の問題は今後の作業療法に大きく影響を与えるだろう．口頭指示が多いと逆に混乱する可能性もあるので，姿勢矯正鏡等の視覚的なフィードバックを与えて学習してもらうのが有効かもしれない．

❹　今のままでトイレ介助をメインとしたOBP（Occupation Based Practice）※は効果的でないだろう．まず，最小介助のうえでしっかりとした立位を取り，体幹や下肢の収縮を促して，しっかりとした立ち上がりや立位をとることが重要だろう．これらが安定すれば，トイレ動作はもっと介助量が減るだろう．大腿四頭筋の収縮を促すには高座位からの立ち上がりが有効かもしれないので試してみよう．3単位とすると，拘縮予防等のROMを早々に終わらせて，2単位分が立ち上がりや立位のベースアップで，1単位弱が実際のトイレでの介入にしたらどうだろうか？

シーン 3 - 1

麻痺手と作業療法

　70代の佐藤さんは1カ月ほど前に入院されてきました．非常に上品なたたずまいで，裕福な生活をされていました．外食時に箸を使用してご飯が食べたいというご希望がありました．上肢があまり動いていないということに不安を感じ，主治医に相談をされ，私に作業療法の依頼が来ました．初回に拝見したところ，右上肢麻痺はBr-stageで上肢Ⅴ，手指Ⅲ，下肢Ⅵで感覚や認知機能は良好でした❶．大きめのペグで動作を確認したところ，物品へのリーチは比較的スムーズで，痙縮はみられませんでした❷．しかし，前腕の回内外は，リーチが完了してから回内するといったように行っており，手関節の固定はあまり効いていませんでした❸．また手指の把持が弱く，ペグ等はつかめませんでした❹．

✎　用語解説　**OBP（Occupation Based Practice）**
実際にクライエントができるようになりたいと思う作業を行うことで，心身機能の改善やその作業能力の獲得を狙うアプローチ．簡単にいえば，実際にその作業をするという介入方法．ペグの移動や，関節可動域や筋力回復のための徒手的な介入はOBPに含まれない．

❶ 近位は結構動くのは利点だな．ローテーターカフが少し弱いけれども，亜脱臼もなく，インピンジメントの可能性は低いだろう．下肢・感覚・認知機能に問題がないことは利点なので，回復する可能性は十分にある．

❷ 手指の痙縮がないため，結構いろいろな課題ができそうだな．これだけ動かすことができれば，物理療法等はなくてもよさそうだ．

❸ 円滑的につながっていくシナジーのようなものが欠けているな．おそらく複合的に動かすのが難しいため，なるべく関わる関節や運動を少なくして，単純化することで難易度を下げているのだろう．手関節は意識すれば動くので，練習で改善することができそうだ．

❹ 手指の力は少し弱そうだが，テノデーシスが利用できれば，おそらくペグぐらいはつかめそうだな．佐藤さんはこれまで手があまり動いていないという実感をもっていらっしゃらないので，うまく物品操作ができれば成功体験につながり，作業療法へのモチベーションが上がり，その後のトランスファーパッケージにもつながりやすくなるだろう．

シーン 3-2

麻痺手と作業療法（5日後）

　佐藤さんは，その後，熱心に作業療法や自主トレーニングに取り組まれ，4日後には手関節の固定が改善してきました．また，手指の分離はまだ拙劣ですが，集団屈曲と集団伸展は，自由度が低い状況ではコントロールがしやすくなってきました．私が「佐藤さん，そろそろ箸を使ったら1口2口いけると思うんですけど❶」と話しかけると，佐藤さんは「そんなのまだ無理に決まってるじゃない！」と笑顔で答えられました❷．私は「まあダメ元でちょっとやってみましょうよ！」と声かけをして，料理練習で他のクライエントが作ったすき焼きの肉を1ついただき，皿にのせて持ってきて，「これを使ってください」と自助具の箸（箸ぞうくん：ウインド社）を差し出しました．佐藤さんは，口に運ぶまでは緊張して行っていましたが，難なく無事に口まで運ぶことができると，「できた！」と叫び，今までにない最大の満面の笑みを浮かべ喜びをあらわにしました❸．

覗いてみた頭の中

❶ 開始時から箸を使う操作ぐらいの肩の機能はあった．物品操作の練習の際に，箸操作と同様の動きである遠方リーチ時の手指の開閉や口元での開閉は，手関節が

固定できるようになったことにより，できていることは確認している．自助具を使えば間違いなくできるはずだ．実際のニーズに基づく作業のため，失敗が許されない場面であるが，成功すれば，それだけモチベーションは高まる．実際に行って成功体験を得ることで，作業療法への主体参加を促進しよう．

❷　日頃の進歩を実感しているので，信頼関係も築けてきている．口では無理だと言っているが，勧めればチャレンジしてくれるだろう．さらに，成功すればこのうえなく喜ばれるだろう．

❸　予定通りできて，予定通り喜んでもらえた．今後の主体参加や協働に，このシーンは大きく役に立つだろう．

　機能の回復のための介入は，多くの作業療法士が興味をもつ分野です．理学療法と重複する部分も多いため，その技術や手技は数えきれないほどになります．昨今の事情を鑑みれば，エビデンスが確立されているものを選択することがよいと言えます．しかしながら，作業療法の分野では現在のエビデンスの基準で結果が出にくいという事実もありますので，個人的には，効率よく結果が出るものであること，そして人それぞれには得手／不得手がありますので，自身に合わせたものがよいとは思います．

　シーン1は手外科領域の話となります．主に急性期病院やクリニックで担当する機会が多いと思いますが，多発骨折等により回復期や療養型に入院する場合もあります．情報も少ないため，専門医と協力して進めることは有効だと思います．ここでは，合併症のリスクを確認しつつ，拘縮の程度の予想を立てています．手外科領域では拘縮の鑑別診断は重要であり，この技術は他領域にも有用と思います（**表1**）．森さんは主に関節軟部組織性および筋性拘縮が問題となり，温浴，関節モビライゼーションや**図2**の道具等を利用して，ROMの改善を図りました．さらに，ある程度改善したところで中華鍋を利用すると，中華鍋の重みで標準域以上に可動域が必要になることがわかりました．この場合は痛みを生じてしまいます．作業特性により標準域以上に可動域が必要となることがあります．したがって，どのような作業で手を使用するのかは念頭に置いておく必要性があるでしょう．最終的に森さんは可動域も改善し，問題なく職場復帰が可能となりました．

　シーン2では，重度麻痺の方のトイレ動作を目標とした介入がなされています．今回のように認知機能の問題も複合的に絡み，精査もできないようなケース等は教科書であまり拝見しません．しかし，臨床的にはよく見かけることがあると思います．感覚が悪く，麻痺の程度が重度の場合は，肩手症候群を危惧します．ここからは私の私見になりますが，リハビリテーション中ではなく，病棟生活中に増悪する

表1　拘縮の種類と内容

拘縮の種類	拘縮の内容
関節軟部組織性拘縮	靭帯・関節包や結合組織の短縮による拘縮
筋性拘縮	筋の短縮による拘縮
皮膚性拘縮	皮膚の短縮や手術創による拘縮
腱性拘縮	腱の癒着による拘縮
骨軟骨性拘縮	骨・軟骨の変形治療による拘縮
神経性拘縮	痙縮やCRPS（複合性局所疼痛症候群）による運動制限

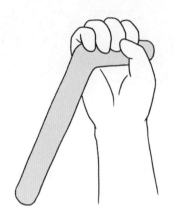 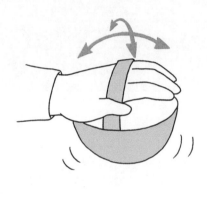

図2　クランクバー，リストラウンダー

クランクバー（①左図）は主として on elbow の状態で回内位や回外位で内外旋を行うことで可動域の改善を図る．リストラウンダー（②右図）は手関節を動かすことで手根骨の動きなどを改善する．ともに代償が入ると効果的でないため注意が必要．回復期での使用頻度が低いため，筆者は①はラップの芯やイレクター（矢崎化工社）の余材，②はカップ麺の容器等を利用して作製していた．

場合が多いと思います．せっかくポジショニングを行っても，体動等により効果をなさない場合も多いでしょう．肩への電気刺激や装具等も有用である場合があると思いますが，装具は無動や圧迫箇所があると循環障害につながり，かえって増悪するケースも散見されますので，適切な装着かつリハビリテーション中に外したうえでの愛護的なROM等が必要でしょう．

機能回復というと，一般的に作業療法士は上肢，理学療法士は下肢と考えそうですが，私自身はそうは思いません．セルフケアは上肢が使えなくとも片手で可能な

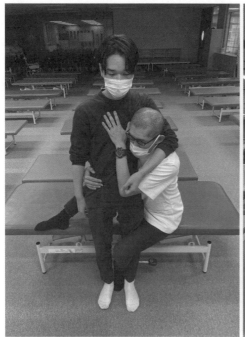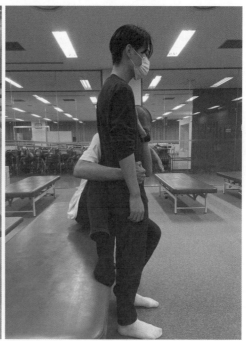

図3　立位訓練の例

麻痺側下肢と骨盤，体幹を作業療法士の身体で支持することで安定を作り，正常な立位で下肢や体幹を働かせるように促す．作業療法士の左下肢はクライエントの膝の介助量を調整し，体幹や右上肢は骨盤や下部体幹の介助量を調整，右上肢等により上部体幹の介助量を調整する．これに視覚的なフィードバックや机などの手がかり等を組み合わせたりする．介助量が少なくなることはクライエント自身の力を発揮していることを示す．

ものが多いですが，下肢が使えないと自立しないものも多いです．今回のように，トイレ動作は立位が重要となります．実際のトイレで練習するにも，非効果的な立位の場合は体幹も下肢もうまく働かず，介助者の介助量も多くなり，反復練習をしても効率的な改善が困難です（**図1**）．宮崎さんには，下肢や体幹を伸展し，正常の立位姿勢をとるように，特に左膝関節や体幹を介助します（**図3**）．最大の促通とは，最小介助で必要な場所に最低限の介助を行うことだと私は思っています．介助量が少なくなれば本人の力を使っているということになるので練習になります．今回は鏡などの視覚的フィードバックも併用することで改善していきました．立位姿勢が変わることで，トランスファーやトイレ動作に波及するだけでなく，実際のトイレ動作での練習も効果的になります．すべてにいえますが，OBPとその前の準備を効果的に組み合わせる必要性があるでしょう．最終的に宮崎さんは，トイレ動作が自立しました．

シーン3はCI療法の一場面です．CI療法は行動心理学をベースとしており，日常生活での上肢の使用を促すものですので，作業療法と非常に親和性が高い介入方法だといえます．また，エビデンスが確立された介入方法であるため，適応となるクライエントには積極的に利用することが勧められると思います．シーン3を通して意識されることは，箸操作に必要な機能の回復のみならず，佐藤さんの主体的参加です．主体的参加は作業療法のキーワードであるだけでなく，今後の生活での上肢の使用にも深く関わるため，重要な要素であるといえるでしょう．シーン3-2は失敗が許されない場面ではありますが，クライエントのモチベーションを高める絶好のチャンスです．効果的なタイミングを見計らい，課題を提供することは，作業療法士の重要な役割だと私は思います．最終的に佐藤さんは，リハビリテーションがなくとも希望された箸操作や調理等の作業を獲得して退院されました．退院後も生活での上肢の使用を続けられることで上肢機能は改善し，半年後には退院時に困難であった着物も着ることができるようになりました．

これだけは伝えたいこの章のまとめ

リハビリテーション＝機能回復というイメージは，一般人だけでなく，私たち作業療法士も多くもっています．それ自体は間違いでなく，技術を身につける必要があります．細かいことは成書や研修会が多くありますので，そちらを参考になさってください．一方で，機能回復には何らかのかたちで作業が関わらないと，私が1章で侵した間違いを再燃させる危険性があります．作業療法のうえでの効果的な機能回復とは何かを念頭に置いて行うことが，クライエントのその後の効果的な生活につながると私は思います．

この章で役立つ書籍

① 斎藤和夫，他（編）：動画で学ぼう PT・OT のためのハンドセラピィ．医学書院，2022

　ハンドセラピスト向けの本で，各種疾患やスプリント，拘縮等についても詳説してあります．動画もありますので理解を深めやすく，近年，脳損傷者の運動麻痺にも装具が使われること，基本的な機能解剖や拘縮の部分から，ハンドセラピストだけでなく中枢疾患を主とされる方にも学びが深いものになると思います．

② 竹林 崇（編）：作業で紡ぐ上肢機能アプローチ─作業療法における行動変容を導く機能練習の考えかた．医学書院，2021

③ 竹林 崇：上肢運動障害の作業療法─麻痺手に対する作業運動学と作業治療学の実際．文光堂，2018

　上肢機能に関してはこの 2 冊を挙げさせていただきます．②については，さまざまな上肢機能のアプローチが網羅されています．その中で自分と相性がいいものを見つけるのもいいかもしれません．③は CI 療法を学ぶ方にとって良書といえるでしょう．

文献

1)　斎藤和夫，他（編）：動画で学ぼう PT・OT のためのハンドセラピィ．医学書院，2022
2)　竹林 崇（編）：作業で紡ぐ上肢機能アプローチ─作業療法における行動変容を導く機能練習の考えかた．医学書院，2021
3)　竹林 崇：上肢運動障害の作業療法─麻痺手に対する作業運動学と作業治療学の実際．文光堂，2018

第**6**章 | 協働
作業療法士不信のクライエントとの壁をなくした寄り添い方

● この章を読む前に

　心身に障害を抱えた人が，元のように戻りたいと思うことは当たり前でしょう．万人がそうでないかもしれませんが，多くの人がそう思うことは当然です．しかし，作業療法士はその思いに対して，どのように応えているでしょうか？よくならないと思いつつも，クライエントと話し合いをせず，拒否やトラブルを避けて，漫然と機能訓練を続けてはいないでしょうか？本章では，クライエントと作業療法士とが，お互いが専門家として尊重し合うパートナーシップや協働について紹介します．

シーン1

作業療法経過報告書

　新規患者が入院し，担当の作業療法士 鈴木さんからの依頼により，面接に同席することとなりました．面接に先立ち，前院からの診療情報提供書および作業療法サマリーをチェックすることにしました．クライエントは40代女性の吉田さんで，回復期リハビリテーション病院から当院（回復期）へ転院❶を希望して今回の入院となったようです．吉田さんは脳梗塞発症から5カ月が過ぎ，心身機能の最終評価結果はBr-stageで右上肢Ⅱ，手指Ⅱ，下肢Ⅲ，認知機能障害は問題ありませんでした．活動と参加に関しては，ADLは車いすにてすべて自立されていました．歩行時の痙縮の増大が懸念されるため，目標は車いす自立で自宅退院としてあり，作業療法では利き手交換によるADL練習およびIADL練習がなされていました❷．前医の主治医より，上肢機能の予後が不良であることが伝えたが，本人の受け入れが悪く，障害受容が不良であり，作業療法の阻害因子❸となっているとの記載がされていました．

覗いてみた頭の中

❶ 回復期から回復期へ転院してくるということは通常ではあまりみられないケースである．クライエントに相当の事情がある可能性がある．

❷ ADLへの介入ですべて自立となり，病状説明で医師から上肢機能の回復の困難さ

についても伝えられており，それにともない，利き手交換を行い，IADL への介入が進められている．前医では，教科書的にも標準的な介入がなされてきた．一方，痙縮増大を回避するための車いす自立レベルという目標に本人が納得しているのであろうか？

❸ 本人の気持ちはどうなのだろうか？ 失われた上肢機能の改善を期待したくなることは当然である．しかし，今後の改善が見込めないという前医のチームの方針も理解できる．両者の意思の疎通に齟齬が生じたのではないか？ 仮にそうであれば，クライエントの思いに耳を傾ける必要がある．

シーン 2

作業療法面接 1（クライエントの思い）

　入院翌日に，鈴木さん同席のもとで吉田さんに作業療法面接を行いました．初対面で挨拶をされましたが緊張した面持ちで，笑顔はありませんでした❶．今回の入院について話をうかがうと，吉田さんは眉間にしわを寄せて，「前の病院では右手を全然やってくれなかったんです．どれだけ言っても，左手の練習しかやってくれなかった．自主トレーニングも許してくれなかった」❷と堰を切ったように語り出しました．家族の話になると，不妊治療をして授かった大切な息子と夫と三人暮らしで，「もたもたしている暇はないんです．子どもや夫にご飯を作ったり家事をしてあげないとダメなんです．だから早く手をよくして帰らないといけないんです❸」と強く訴えられました．

覗いてみた頭の中

❶ 前医のこともあり，作業療法に不信感を抱いているのかもしれない．この面接での作業療法士の対応次第で，クライエントの主体参加や協働に影響が出る可能性がある．

❷ 作業療法プログラムに吉田さんの思いがまったく聞き入れられていなかったと感じていらっしゃるのだな．自主トレーニングは，上肢機能の改善のためには運動量の担保が必要である．前医では，作業療法士に介入内容と成果の責任も預けていたように感じる．

❸ 吉田さんは非常に家族のことを大切に思っており，家族のために家庭維持者役割に関連した作業へ従事したいと思っている．そのためには上肢機能が元のように戻ることが必須であると感じている．

シーン3

作業療法面接2（作業療法士の提案）

　ひと通り吉田さんの話を傾聴した後，私から提案をしました．「吉田さんが家族を大切に思われ，手をよくして，早く帰らなければならないというお気持ちであることがよく伝わりました❶．ありがとうございます．まず，右手の練習についてですが，吉田さんがご希望でしたら行いましょう．特に自主トレについては，運動量が多いほうがやらないよりはいいので，適切な方法でできるように一緒に考えましょう❷．一方で，先生（医師）にも言われましたが，吉田さんの手の麻痺は軽いとは言えず，残り1カ月ちょっとしかない入院期間では，私の経験からも元のようによくなる可能性は少ないと言えます❸．それでもすべての時間を手の練習にするのであれば，もちろん私たちはお手伝いしますが，吉田さんにも頑張ってもらわないといけません．なぜなら運動の量が大切だからです．やらないよりもやったほうが，よくなる確率は高くなります❹．また，一つ重要なことは，退院までに手がよくならなかった時のことです．右手が思うようによくならずに帰った時に困るのは誰でしょうか？……吉田さんとご家族じゃないでしょうか？❺これは私たちからの提案ですが，作業療法の時間のうち少しでもいいので，左手を使ってお料理や家事をする練習をしてみてもいいのではないかなと思います．その時間配分については，吉田さんが好きなように決めていただいても構いません❻」

覗いてみた頭の中

❶　吉田さんが自分の思いと自分の作業について，私たちと共有できたことを伝えよう．こちらがパートナーとして支援したい思いを素直に表現しよう．

❷　自主トレーニングは，適切な方法で行わないと，インピンジメント症候群等から肩手症候群へと移行する可能性がある．吉田さんは認知機能障害もなく，年齢が若く，モチベーションもあるため，適切な方法を指導すれば遵守してくれるだろう．

❸　当院主治医の説明の通り，残り1カ月では，少しの改善であれば期待できるが，吉田さんの望む機能改善は現実的には厳しいであろう．医師の説明内容の理解を再確認するとともに，現状の医療チームとしての見解を共有しておこう．註）このエピソードは，機能的電気刺激やロボット療法等の研究成果が明確に出される以前のものである．

❹　問題点の共有ができなければ，目標や介入の共有も困難である．上肢機能の改善のためにはCI療法のような運動の絶対的な量が必要であり，そのためにはクライエントの主体的参加と訓練以外の時間の自主トレーニング等も必要だろう．吉田さんは，前医では受け身的であったかもしれないので，作業療法へ参加の必要性

を説明して，その依頼と責任の共有をしよう．

❺　吉田さんには，大切な母親・主婦役割へ戻らねばという強い希望があり，彼女がそう思う文脈も共有することができた．その中で作業の専門家として，将来的に吉田さんに生じ得る問題を提示してみよう．

❻　吉田さんの思いを共有したうえで，作業療法士の考える，よいと思われるプランもいくつか提案し，吉田さん自身に選択をしていただくことで責任を共有し，裁量の結果を出すための協働へつなげていこう．

　作業療法の養成校教育や教科書では，一般的に脳卒中後の上肢麻痺の予後が悪い方には利き手交換を行うとされています．また，回復期リハビリテーション病院では，ADLの自立を促す機会が多いです．吉田さんのこの時の状況は，STEFで示せば0点で，FMAを測ったとしても，おそらく15点程度だったのではないかと思います．したがって，これらのことを考え合わせると，前医で吉田さんに行われた作業療法は非常に標準的なものであったと理解できます．しかし，シーン2での吉田さんの言動からは，作業療法や前医に対する不信しか残っていないようでした．なぜこのような状態になったのでしょうか？

　初回面接は初めて作業療法士とクライエントが会する場です．それまでは赤の他人であった両者がクライエントの大切な作業へ結びつくために二人三脚で歩き始める第一歩となります．この時，Occupational Story Telling や Occupational Story Making といった有用な視点があります[1]．これらは作業科学の考え方ですが，クライエントの作業の物語を知り，今後の作業的生活を創るというものです．面接でこの視点を取り入れることは，クライエントの文脈や作業的存在に関係する共通の理解を生み出します．また，作業療法でも利用されているカウンセリング技法である動機付け面接法では，面接の過程について，「プライベートで個人的な意味からできあがったクライエントの内的世界を，あたかもカウンセラー自体のものであるかのように感じながら，しかし，『あたかも』という性質を決して失わずに感じること」としています[2]．これらのことを組み合わせると，作業療法面接はクライエントの作業を取り巻く物語や現在の作業について，作業療法士が「あたかも」自分のもののように共有することであるといえます．右手をよくしたい思いがあるのに利き手交換を推奨されたことに不平を述べ，自主トレーニングも禁止されたことに納得できなかった吉田さんは，前医の医療チームから「障害受容ができていないクライエント」として問題視されています．おそらく，予後やプログラムについても説明がなされていたのかもしれません．しかし，シーン1の状況を鑑みると，前医では吉田さんの物語を共有していなかったのかもしれません．作業療法士が説明した

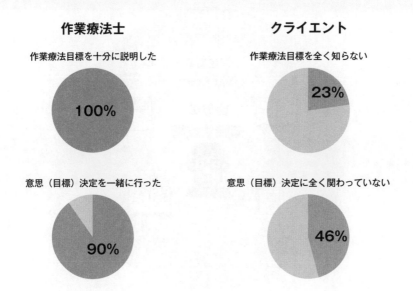

作業療法士	クライエント
作業療法目標を十分に説明した	作業療法目標を全く知らない
100%	23%
意思（目標）決定を一緒に行った	意思（目標）決定に全く関わっていない
90%	46%

図1　作業療法士とクライエントとの認識のギャップ（文献2より）

作業療法士は目標設定を十分に説明し一緒に行ったと思っていても，クライエントはそう思っていないことが多い．

つもりでも，クライエントが異なる理解をすることはめずらしいことではありません．第1章シーン3でも述べましたが，他の研究でも作業療法士が目標設定を協働したと感じたにもかかわらず，意思の疎通に齟齬が生じる場合があることを明らかにしています（**図1**）．前医ではクライエントのことを考えていたつもりで，いつの間にかセラピスト中心の作業療法を展開していた可能性があります．

　シーン2ではクライエントの話を傾聴しています．まさしく，吉田さんの作業の物語に耳を傾けています．そして，クライエントの思いを共有しようとする姿勢を示しています．この背景には，クライエントのパートナーとして，作業的存在になるための支援をしたいという思いがあります．実際にこの情報から，なぜ吉田さんが右手をよくしたいのかという切実な思いを聞くことができました．これは作業科学でいう「作業の意味」であるといえます．この大切な息子さんや夫のためという作業についての語りは，すべて吉田さんから作業療法士に対する大切なメッセージであるとみることができます．したがって，この場面は，吉田さんが自分自身の専門家として情報を提供してくださった重要なシーンであるといえるでしょう．

　シーン3では，私が作業の専門家として提案をしています．作業療法士は環境の一つです．作業療法士が吉田さんの資源の一つだとして考えた時に，適切な課題に

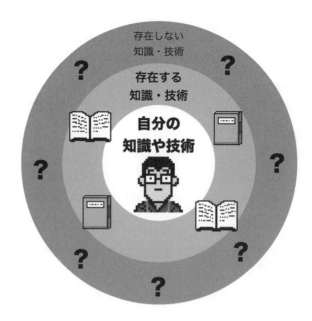

図2 知識・技術と自分の能力

よる運動量の担保は, 上肢機能をよくするエビデンスの視点からも必須であるといえます. さらに, 上肢機能が改善して作業が可能になればいいのですが, 資源の一つとしての私たちの技術では難しくなる可能性もあります. よく臨床で見かけるジレンマに, 「プラトーはセラピストのプラトーである」という言葉があります. これは一理あるといえるでしょう. しかし, この場で安易に「では手の練習を続けましょう」と機能訓練を続け, よくならなかった場合, 吉田さんの大切な作業は失われたままになってしまいます. 私たちは, よくならない可能性が高いということをクライエントと共有しないまま作業療法を展開し続けてはいないでしょうか? 仮に終了時に思い描いた成果が出なかった場合, その責任はどこにあるのでしょうか?

　最高峰の治療技術を有する作業療法士が担当すれば1カ月で上肢機能が改善したのかもしれません. しかしながら, この時の私の能力では力が及ばない可能性が高いと感じていました. 作業療法士である限り, 知識と技術の研鑽を続けることは必須です. しかし, 作業療法士はクライエントの資源です. 今現在の自分の能力を正しく認識し, クライエントを支援する必要性があると思います. 自分自身の知識と技術は容易にクライエントに提供できます. **図2**の中円が示すように, 自分のもち合わせていない技術であっても, 世の中に存在する知識と技術であり職場の先輩・同僚等が所有していれば, 時と場合により利用が可能です. しかし, 自分のものよ

りは利用しづらいのは事実です．一番外枠はそもそも存在していないものを利用しようとすることです．一番内の円を広げる努力は必要ですが，自分がもち合わせない技術を試してばかりにならないよう注意が必要です．私たちは，吉田さんの<mark>残された入院時間を有効に利用するための適切な選択肢を提示した</mark>といえます．それがパートナーとしてできる最良の策の一つだと考えたからです．振り返ってみても，自分の親や家族や大切な人が同じ状況になっても，同じことを提案したと思います（家族であれば，より自分の意見が強くなる可能性がありますが……）．なお，私は，エビデンスが確立されていない介入をする場合は，そのことをクライエントに説明をしたうえで選択していただき，合意のもと実施しています（たとえば認知機能障害者の運転の介入）．

　この後の吉田さんの変化は，私たちが考えた以上に急速に進んでいきました．この面接により，吉田さんはまずは自主トレーニングを考えるという選択をされ，翌日に適切な上肢自主トレーニングプログラムを，協議のうえ作成することとなりました．そして驚くことに，面接3日後には担当の鈴木さんに「手の練習は自分でやりますので，家事の練習をしてください」と依頼してきたのです．その後の作業療法では，前医で行われていたことと同様に，利き手交換による家事訓練が行われました．しかし，吉田さんと作業療法士の協働で行われたという点で大きく異なります．クライエント中心の可能化のカナダモデル（CMCE）では，作業療法士に必要な10の技能のうちの1つに「協働」を掲げています[3]．協働とは情報や力などの共有，お互いの尊重や役割を知り，良質なコミュニケーション等により成立します[3]．まずはパートナーとして，クライエントと寄り添う心構えが必要といえるでしょう．

　後日，担当の鈴木さんは，吉田さんが外泊時に「息子と夫が初めて私にプレゼントをくれた．危ないので，数年ぶりに夫と腕を組んで歩いた．こんなことは片麻痺にならないと経験できなかった．片麻痺になってよかったとさえ思う」と笑顔で語ったエピソードを伝えてくれました．最終的に吉田さんは母親役割に復帰されました．まずはクライエントの思いを共有する姿勢，作業の専門家としての提案と協働が成果につながったのではないかと考えています．

臨床編

これだけは伝えたいこの章のまとめ

　クライエントのことを知らずに作業療法を展開することほど怖いものはありません．それはまさに暗闇を手探りで進むようなものです．対象者の方がどのような人物なのかを知らず，ただ闇雲に障害された心身機能や身体構造を改善することのみに注心するのであれば，作業療法は将来的に機械化されてもおかしくはないでしょう．作業療法はクライエント中心の実践です．クライエントのことを知り，その思いを否定することなく共有する姿勢を保つことは作業療法の基盤だといえます．

この章で役立つ書籍

① 齋藤佑樹：12 人のクライエントが教えてくれる作業療法をするうえで大切なこと．三輪書店，2019

② 齋藤佑樹：続 12 人のクライエントが教えてくれる作業療法をするうえで大切なこと．三輪書店，2021

　この 2 冊の特徴は「読みやすく心に響く」です．一貫して作業療法の物語が存在し，語りかけるかのような文体で，作業療法を行ううえでの心構えを示してくれます．作業療法理論や作業科学といった作業療法の専門性に関わる概念が所々に散りばめられていますが，それらを知らずともスッと腑に落ちる感覚で理解ができます．そこには臨床でのリアルなクライエントのストーリーがあるからだとわかります．本章で示されたような作業療法を行う際に必要な作業療法士の基盤について教えてくれる良書だと思います．

文献

1) Clark F, et al: A grounded theory of techniques for occupational storytelling and occupational story making. In: Zemke R, et al(eds): Occupational Science: the Evolving Discipline. FA Davis, pp373-392, 1996

2) Maitra KK, et al : Perception of client-centered practice in occupational therapists and their clients. Am J Occup Ther **60**: 298-310, 2006

3) Townsend E, et al（編著），吉川ひろみ，他（監訳）：続・作業療法の視点―作業を通しての健康と公正．大学教育出版，2011

4) 齋藤佑樹（編）：作業で語る事例報告（第 2 版）．医学書院，pp 56-57，2022

第7章 共創
ものがなければ作ればいい
（柔軟な発想こそ作業療法）

● **この章を読む前に**

作業療法を志す人の中には「ものづくりが好きだから」と選んだ人もいるのではないでしょうか？　作業療法のよさの一つは，心身機能の改善が難しい場合でも，自助具や福祉機器等を使用することで作業ができるようになることです．今回は，作業の意味を共有したうえでオーダーメイドの箸を作製するために試行錯誤をした経験について紹介します．

シーン1

作業の意味

　山田さんは上品な語り方をされる60代の女性です．5年前にギラン・バレー症候群を罹患し，いくつかの病院を転院した後，他の病院の療養型病床群より当院の療養型病床群に転院してきました．前医の作業療法では，神経発達的アプローチが1年程行われてきました．夫を亡くし，3カ月後には地方の病院（療養型）へ転院することが決まっていました❶．作業療法面接で山田さんは，「前の病院でマッサージを主としてやってもらっていました．身体は軽くなりましたが，手は指がほんの少し動くようになったくらいかなと思います．先生（医師）には（手が動くのは）厳しいだろうと言われているんですけど……．❷　でもね，私はできることならお箸が使えるようになりたいんです❸」と話されました．そこで私が「山田さんは，なぜ箸を使いたいと思われるんでしょうか？」とお訊きすると，「お箸はね，結婚する前から主人がよく褒めてくれたんですよね．お箸の持ち方が綺麗だと．そう言われて嬉しくて，いろいろ綺麗なお箸を揃えたりしていたんです❹．昔からお料理も和食が多かったですし，小さい頃から使い慣れてきたものですので，やはりお箸でご飯を食べるというのがしっくりくるというか……．スプーンだと物をつまんだりできませんからね．箸の使用は本来あるべき人間の姿みたいな感じがして❺．今はスプーンを使うのもいいんですけど，お箸を使って食べたいなあと思うんです」とのことでした．私が「箸の持ち方が綺麗だということだったのですが，今の状況では確かに難しいかもしれないです．でも，持ち方にこだわらず，山田さん専用の箸が使えるような道具を使えば可能性があるかもしれないのですが，いかがでしょう

か？⑥」と尋ねると，山田さんは「チャレンジしたい」と話されました．

⋯⋯

覗いてみた頭の中

❶ 夫を亡くされたという環境の変化は，山田さんの作業へ影響を与えてはいないだろうか？

❷ 1年間の機能訓練がなされていたが，上肢機能は作業に携われる状態になっていない．今後の予後については本人も薄々気づいているようであるが，やはりよくなりたい気持ちは存在し，それは当然のことである．山田さんは長年の入院生活の中で新しく作業遂行が可能になったという成功体験が少ないのかもしれない．

❸ なぜ箸なのだろうか？ すでにスプーンで自立されているのに．そこにメッセージが隠れている可能性がある．その作業の意味を共有したい．

❹ 亡くなられた夫との「箸の使用」に関する作業遂行文脈である．山田さんの箸を使いたいという思いは，夫との大切な文脈から生じたのかもしれない．

❺ これまでの入院生活で，山田さんは作業の可能化につながった経験が少なく，箸を使うということが彼女の有能感に影響し，作業的存在につながる可能性がある．

❻ 箸の持ち方にこだわりがある場合は，代償的に箸操作が使えるようになっても意味がないだろう．自助具的な物でもよさそうかどうか尋ねてみよう．

⋯⋯

シーン 2

作業遂行分析

　箸操作を模擬的に観察すると，手指機能は左母指の IP 関節が随意的に屈曲できましたが，他指の動きはほぼありませんでした❶．そのため箸は持てませんでしたが，手関節より近位部の上肢は肩関節まで良好でした❷．山田さんに，私が作業療法の技術として所有する神経発達的アプローチの介入技術では入院中に回復しない可能性があるかもしれないこと，前回お伝えしたように代償的介入であれば，思うような箸の持ち方ではないかもしれないが，箸自体は使えるようになるかもしれない．しかし作ってみないとうまくいくかどうかわからないことを伝えました❸．山田さんに意見をお訊きすると，「どういうかたちであれ，箸が使えるのであれば嬉しい．やはり箸を使うことができるということに意味があるんです❹」とお答えになったので，箸の使用について代償的に介入することになりました．

⋯⋯

覗いてみた頭の中

❶ 彼女に合うレディメイド（既製品）の箸はないだろう．こちらで作製すればできるかもしれない．その場合は箸を固定しなくてはならないが，おそらく手背が邪魔にならないのでないか？ IP 関節が動くことは利点であるから，ピンセット箸などの自助具を利用して，IP 屈曲で箸を閉じることが可能かもしれない．

❷ 手指機能は麻痺の影響が強いが，近位部が良好であることは強い利点である．したがって，到達運動（リーチ操作）には問題がないので，箸の開閉操作さえできるようになれば，箸の使用は現実的になる可能性が高い．

❸ 山田さんが「しっかり箸を持つこと」に価値を感じているのであれば，この提案は受け入れられないであろう．したがって，山田さんの思い描く作業の形態と作業療法士が提供する作業の形態に齟齬がないように確認しておかなくてはならない．

❹ 夫との思い出や箸を揃える等という文脈から，形態はどうであれ，箸が使えるようになること自体に意味があるのだな．箸が使えるようになることは彼女の作業同一性[※]と作業有能性[※]を高めるかもしれない．

....

シーン 3

箸作製のための頭の中 1

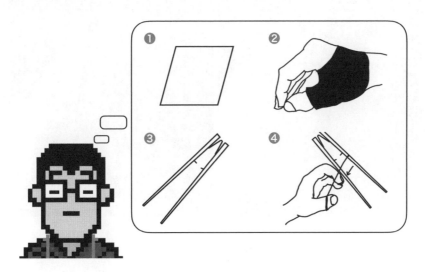

図 1　シーン 3 の頭の中

....

> ✏️ **用語解説　作業同一性と作業有能性**[1]
> 人間作業モデルの考え方で，作業同一性とは，ある作業をする人としての一致する感覚であり，作業有能性とは，その作業を行う能力があるという感覚を指します．ここでの同一性は，山田さんが過去の文脈から食事時に箸を使うということに自分らしさを感じることであり，その箸を使い食事ができるという感覚が有能性ということになります．

覗 いてみた頭の中

❶　スプリントの余り素材を利用してできないだろうか？ 形を自由に変化させることができるのでやりやすいだろう．余り素材なので使用しても問題ないだろう（スプリント素材は高価で無駄にできない）．

❷　箸を固定する土台を作製しないといけない．手掌部では邪魔になってしまうので，手背部がいいだろう．ガントレットサムスパイカのように，手掌と手背を覆うようにして作れないだろうか．

❸　箸は衛生上の問題があるので，固定する際には取り外しが可能にならなければいけない．差し込み式にすれば，そんなに難しくないだろう．

❹　箸はピンセット箸で，紐か何かで引っ張るようにすれば，開閉が可能になるのではないか？

シーン 4

箸作製のための頭の中 2

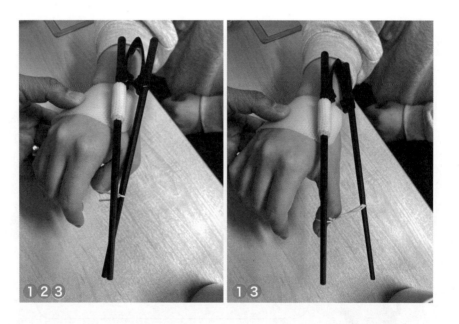

図2　シーン4の頭の中（＊実際のものではなく，本書のために再現しています）

覗 いてみた頭の中

❶　紐からの力のベクトルがずれて，うまく箸に伝わらない．

❷ 箸先がずれてしまうのを防ぐようなガイドを作製しなくてはならない.

❸ いちいち指に着けるのは手間がかかるのでやらないだろう. てこの原理を利用して, IP の屈曲のみで操作できないだろうか?

　今回は食事ということで, セルフケアのニードに対しての支援の紹介でした. セルフケアはすべてのクライエントに共通する作業です. 毎日のルーティンや習慣に含まれることが多いため, 作業の意味自体を深く考えない方も多いのではないでしょうか? 私の経験でも, なぜセルフケアをやりたいかとお訊きしても, 「なぜと言われても, 自分のことは自分でせねばならないから」とおっしゃる方が多かったです. しかしながら, 作業の根底の遂行文脈は人それぞれであることを忘れてはいけません. 山田さんの「箸を使う」意味は, 夫と幼少期の文脈に関連していました. 他の人にとっては無意識に自動的に行っている作業でも, 食事時にお箸を使うということは, 山田さんにとっては特別な意味があったのです (もちろん単なるルーティンや習慣の方も多いです).

　作業療法士はクライエントの人的資源と捉えることができます. シーン1では私が当時もち合わせていた自身の技術や能力に基づいて提案したり, 代償動作の可能性を説明したり, クライエントに最良と思われる選択肢を提案しました. キャリアを重ねるにつれ, 私はこの選択肢の提案という工程が重要であると考えるようになりました. その理由は, 作業療法の介入には無数のアプローチがあり, 作業療法士が有する知識・技術も人それぞれだからです. 医療や福祉の知識を一般人はほぼもち合わせておらず, 作業療法のことは一般的に社会に認知されていません[1]. これは私たちがなじみのないレストランに行くのと似ています. 「何がいいのかわからない」ということです. そのような時は, 嗜好に合わせて, お薦めとなるものをいくつか紹介されると非常にありがたいと感じます. 特に日本の文化では, 相手が自分のために善きに計らってくれるだろうという潜在的な期待をもつことが多いです. そのため同様に, 医療のことがよくわからなくても, 自分の期待に応じて何かうまい具合にやってくれるだろうと多くのクライエントが感じています. 心身機能の改善が得られて, さまざまな作業ができるようになれば問題は露呈しないでしょうが, そうでない場合は問題が表面化します. したがって, クライエントのニーズや文脈等の情報を共有したうえで, 最適と思われるサービスの選択肢を提案することがよいと私は思うのです. そのオーダーメイドの作業療法のためには, 作業療法面接等でクライエントの思いを共有することが重要になります (第6章参照).

　シーン2では作業遂行分析, シーン3以降では自助具の作製が行われています. 記載されているように, 当時彼女に合う既製品はありませんでした. 近年, 技術の

進歩により福祉機器や自助具の多様性がめざましく，すばらしいものがたくさん出ていますが，たぶん今でも山田さんに合う自助具の箸はないでしょう．百人いれば百通りの人生や作業療法があることを前提に考えれば当たり前のことですね．作業ができるようにするために，ここで示したような自助具の作製は作業療法士の重要な技能の一つです．前章（第6章）で示しましたCMCE（作業療法士に必要な10の技能）では，「デザインと実行」という項目に該当します[2]．デザインと実行では，スプリント作製から支援機器や福祉機器の調整等をデザインし，作製することが含まれます．これはアメリカ作業療法士協会（American Occupational Therapy Association: AOTA）が示した作業療法実践枠組み（Occupational Therapy Practice Framework: OTPF）等でも示されています．つまり，このようなことは作業療法士の大切な技能であるということを示しているのです．

シーン3以降では何回かの試行錯誤を経ています．私の不器用さもあり，これまでの作業療法士人生で，初めて作るオーダーメイドの品物が1回で完成になった経験は一度もありません．作る→修正の繰り返しです．この過程ではクライエントに好き勝手言ってもらいます．そのような意味での対等な立場（平等性）が必要だと思います．ここでの箸はクライエント自身が使うものですので，クライエントからの率直なフィードバックがなければよいものはできません．クライエントが主体的に意見を出し，協働できた時は，共に喜びを分かち合うことができます．その後の山田さんの箸作製のアプローチは，ガイドをつけ，箸先のクロスはなくなり，テコの原理を利用するために指を操作するシーソーみたいなものを針金ハンガーで作製し，母指IP屈曲の力で箸を操作することが可能となりました（**図3**）．結果，箸での食事摂取ができるようになった山田さんは，「お箸でまた食べることができるようになるなんて夢のようです」と喜ばれました．

私は「なければ創る」という作業療法士の精神が個人的に好きです．過去にはナースコール型のテレビリモコンやさまざまな自助具を作製してきました．ものづくりによる支援のよさは，結果がすぐに出ることです．いいものであれば，その日から作業遂行が可能になったりします．逆にダメなものであれば，できないという結果がすぐ出るので修正が可能です．これは機能回復訓練とは明らかに異なり，それゆえ代償的な介入の技術を磨くことも私は重要だと思います．

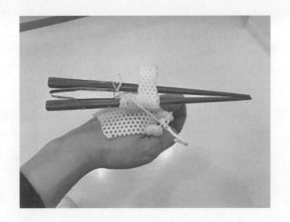

図3　作製した箸のプロトタイプ（実際のもの）

母指 IP の屈曲で箸が物をはさめるようにしている．なお，写真は筆者で試しているときのものである．本物はクライエントが持ち帰った．

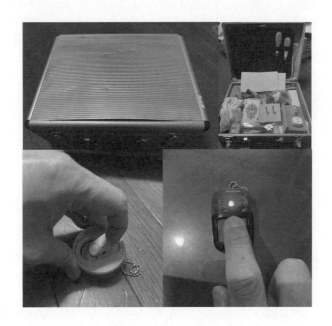

図4　筆者の OT バッグ（20年もの）

バッグ自体はボロボロですが，作業療法士2年目の非常勤先を退職する時に，職員の方々から餞別にいただいたものです．自助箸やトランプ等が入っています．お気に入りはビールの缶を開けるおもちゃで，缶を開ける動作（課題指向型訓練用）をすると泡が出る音がします．「次止まります」ボタンも公共交通機関の練習の一部分として使えます．いろいろ集めて楽しんでいます．

これだけは伝えたいこの章のまとめ

　箸操作は最後まで自立が可能となりやすいADLです．たかが箸と思われるかもしれませんが，長い間自分一人でできることが何一つなく，そういった方が作業療法で初めて箸で食べ物を口にされた時に落涙された経験が何度もあります．作業には人それぞれ意味があります．作業ができるようになるためには，心身機能の回復によるものももちろん大切ですが，一方で代償動作により獲得できるようになることも同様に大切です．その際にはクライエントが置き去りになることなく，作業の意味を共有しながら実践していくことが重要だと私は思います．

この章で紹介したい筆者のOTバッグとたまに寄る店

　買い物をしたり，テレビを観たりしている時も，「あっこれはクライエントに使えるかも！」と思ってしまうのは職業病かもしれません．私自身，現在パートタイムで臨床に出ていますが，臨床1年目からOTバッグというものを持っています．OTバッグには集団で使えるものや自助具の作製に利用できるもの，最近では課題指向型訓練として使えそうなもの等を入れています（**図4**）．

百円ショップ（どこでも）

　百円ショップに行った時に，「これは訓練道具に使えるな！」，「これを利用したら自助具が作れるな！」等と考えるのもいい鍛錬になります．

ユザワヤ

　関東近辺にありますが，手段的に利用する作業道具（手芸品や手工芸品）が多くあります．自助具から改造衣類用品，手段的作業用品を揃えるのに有用です．

秋葉原電気街

　ちょっと特殊ですが，スイッチやボタンを利用して，さまざまなものを作る時に利用します．昔はよくナースコールの改造道具や研究用品等の物品を探しに行きました．

　ちなみに最近は，最終的にAmazon等の通販サイトを利用します．便利ですね．

文献

1) 澤田辰徳, 他：一般市民における「作業療法」,「リハビリテーション」についての認知度調査. 作業療法 **30**: 167-178, 2011
2) Townsend E, et al（編）, 吉川ひろみ, 他（監訳）：続・作業療法の視点―作業を通しての健康と公正. 大学教育出版, 2011

第8章 | 自尊
クライエントと家族の尊厳を守る作業療法士

● **この章を読む前に**

　作業療法とはクライエント中心の実践です．多くの臨床家は認知機能障害を呈するクライエントに出会った時，困惑した経験をもつでしょう．それでは，このような対象者におけるクライエント中心とは何でしょうか？　本章では，認知症に罹患するクライエントに対して，作業療法士の関わり方のみならず，介入の材料としての自分自身の使い方について説明します．

シーン 1

担当変更

　スタッフの急遽の異動に伴い，貫さんを担当することになりました．貫さんは80代の女性で，娘さんと都内のアパートで二人暮らしをしていました．貫さんは10年程前に認知症の診断を受け，数年前からデイサービス等の介護保険サービスを利用していました．ある日，自宅で転倒してしまい大腿骨頸部骨折を受傷し，急性期の病院に救急搬送され，保存療法となりました．その後，回復期リハビリテーション病院である当院に転院し，すでに2カ月ほど経過していました．チームの方針では，1カ月後には娘さんとの同居で自宅退院が決定していました．今回の受傷で認知症が進行し，介護保険の再申請結果は要介護5で認定されましたが，ご家族の強い希望である自宅での生活が危ぶまれていました．

　私は引き継ぎにて，貫さんの作業療法場面に参加しました．貫さんには娘さんからの強い希望で，「緊急時に電話をかける」という練習がなされていました．しかし，貫さんの認知機能では，<u>すべての動作に促しがないと電話をかけることはできていませんでした</u>❶．貫さんがチグハグな話をするため，<u>電話口からは娘さんからの怒声が漏れ聞こえ，「うん，うん，ごめん」と申し訳なさそうに発言する貫さんの声が聞かれました</u>❷．他の作業療法場面では，貫さんの認知機能の維持のために，貫さんが「やってみたい」と言ったメタリックヤーンによるネット手芸が行われていました．ここでも，通す穴を間違えたり，途中で作業が止まったりする様子が見られ，<u>一つひとつの工程に作業療法士の口頭指示や介助が必要でした</u>❸．貫さんが間違えた箇所を作業療法士が修正している最中に，<u>彼女は居眠りをしていました</u>❹．

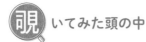 いてみた頭の中

❶　毎日行っているが，学習の成果は出てきていないようだ．現在の認知機能の障害では電話をかけることを自立するのは困難である可能性が高い．この電話をかける作業の意味は何だろうか？

❷　電話の中で貫さんの話の内容が的を射ないため，それに業を煮やした娘さんが怒りを覚えたのであろう．貫さんは認知機能が低下しているかもしれないが，娘さんのことは理解しているし，何らかのかたちで自分が怒られていることを認識できており，失敗体験となっている可能性がある．

❸　作業の手段的利用として認知機能へアプローチしているのだろうが，貫さんの現状の能力から考えると課題難易度が高すぎるかもしれない．

❹　貫さんが「やってみたい」と発言したとのことであったが，そもそもネット手芸というものに本当に興味がもてているのかな？　作業療法士に提案されたことに，よくわからないまま肯定的反応を示しているのかもしれない．

シーン2

クライエントを知る

　　貫さんの情報収集をすると，<u>貫さんはもともと雑誌の編集者等をしており</u>❶，夫と離婚後は女手一つで娘さんを育てていました．病棟の生活を観察すると，車いすでウロウロしながら，<u>他のクライエントに笑顔でいろいろ話しかけており，口調は上品かつ理知的な様子でした</u>❷．しかし，話の内容は状況と辻褄が合わないことも多々あったため，<u>他のクライエントからあまり相手にされていない様子でした</u>❸．また，貫さんは病棟のデイルームでいつも<u>新聞や雑誌等を集中して読んでいました</u>❹．

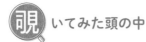 いてみた頭の中

❶　貫さんが現役の時代に女性が活躍することは簡単なことではなかったから，貫さんは自分の仕事や生き方に誇りをもって生きていらっしゃった可能性がある．このことについては，ご家族も含めた面接や観察により確認したほうがいい．

❷　貫さんは他者に話しかけることを主体的にされている．したがって，他者と交流することに興味をおもちなのだろう．理知的な様子や口ぶりからは，もともと高い自尊心があることがうかがえる．

❸　他者交流が阻害され，失敗体験を生み，貫さんの自尊心はさらに傷つけられている．前回の娘さんの電話応対も含めて，彼女はこれらの作業を通して相手を不快にさせている理由は自分にあると思い，個人的原因帰属（p66参照）が低下している

のであろう.

❹ この作業は主体的に参加しており，中断することなく遂行されている．雑誌の編集者ということもあり，活字を読むことに対しての興味は残されているのではないだろうか？

シーン3

社会的環境へのアプローチ

　退院前に担当者会議が行われ，娘さん・本人，ケアマネジャー，デイケア職員，住宅改修業者が参加し，病院から理学療法士，作業療法士，言語聴覚士，看護師，ソーシャルワーカーが参加しました．電話をかける作業は，貫さんの娘さんに，貫さんの現在の能力について詳しく，わかりやすく説明しました．また，電話をかける必要性と代替手段の提案を含め協議し❶，結果，娘さんは状況を了承して，電話をかける必要はなくなりました．さらに，娘さんに在宅での介護の不安点等を訊くと，「特になく，一人で介護ができればいい」と話をされました❷．現状で介助が必要なADLもあるので，私はケアマネジャーに介護サービスの利用等を勧めるように事前に話していました❸．ケアマネジャーは娘さんに対して丁寧に介護方法の習得を勧め，協議の結果，入院中にトランスファーについて教わることとなりました．在宅で暮らすための住宅改修には，大がかりなものは娘さんも肯定的ではありませんでした．私は理学療法士と相談し，入口で車いすの動線の確保をするスロープのみの改修で十分であること，後は必要に応じて手すりをつけること❹等を理学療法士から助言してもらいました❺．すると娘さんは安心した様子でした．

覗いてみた頭の中

❶ 人的環境である娘さんの電話の際の応対は，貫さんの重大な作業遂行の障害となっている．娘さんの叱責は貫さんの個人的原因帰属が低下している大きな原因であるし，おそらく貫さんには通常のように電話をかける能力はもはやないだろう．貫さんの病状についての正確な理解があれば，娘さんの対応等も変わる可能性があるし，そうせねばならないだろう．

❷ 医療職側と娘さんの認識にギャップがあるな．電話口から漏れた叱責の件を考えれば，在宅に帰ってから娘さんの介護負担が増えることにより，娘さんが貫さん本人を責めることが増えるかもしれない．そうなると，在宅生活は長く続かない可能性もある．

❸ ケアマネジャーは以前から貫さんの担当をしており，担当を変えていないことを

考えると娘さんも信頼しているようにみえる．ケアマネジャーからうまく介護サービスの利用を勧めてもらおう．

④ 入院時から手すり等を多く付けすぎて結局使わないことはよくある．住宅改修にかけられる費用も限られているため，困らない程度に最低限にして，その後の生活で手すりの位置を決めてもらおう．

⑤ 理学療法士は入院当初から担当をしており，娘さんとも何回も会っている．信頼関係がとれている人間が話すことがスムーズな受け入れや安心につながるだろう．

シーン４

ただ与える作業ではない

　作業の手段的利用に関しては，毎朝，貫さんが新聞を読むところに同席し，話をうかがうと，若い時の雑誌の話などを自慢する様子がみられました**❶**．貫さんは新聞の内容を語り，私は無知を装って貫さんの語りを称賛しました．貫さんは私を笑いながら「何も知らない人」と他の職員に紹介し，私への新聞内容のレクチャーが毎朝の日課となりました**❷**．他者交流では，認知機能の状態が同程度のクライエントをセミクローズドのグループ**❸**とした集団活動を行い，貫さんは拒否されることなく他者の世話を焼いていました．2週後，担当の理学療法士が「昨日娘さんが見学中に，『すごく嬉しいことがありました！ 外出中に本屋の前を通った時，母が3年ぶりぐらいに『本が欲しい！』と言ったので本を買ってきたんです‼』と言っていました！ すごいですね！**❹**」と情報をくれました．最終的にデイサービス等に申し送りをし，自宅退院となりました．

覗いてみた頭の中

❶ 貫さんが自分自身に誇りをもっており，それを表現することを快適に感じていることが確認できた．これにより，彼女のこのストレングスを強化するような介入を考えよう．

❷ 新聞を読むという作業を通して，作業療法士は貫さんに教授してもらう人という役割を演じ，貫さんが教授することで，彼女の個人的原因帰属[※]を高めるという方針がうまくいっている．

❸ 環境調整により，貫さんが快適に過ごせる社会交流の場を設けることができた．

✏ **用語解説　個人的原因帰属**
　人間作業モデルのシステム意志の構成要素の一つ．言葉は難しいですが，その作業の結果に自分がどのように関係したかということです．たとえば，自分が苦労して努力して練習してサッカーのレギュラーを勝ち取り，決勝で自分の想定したゴールを決め，優勝したとします．このゴールは「自分が頑張ったことが原因である」と感じることができれば，有能感は増します．逆に大して練習もせず，ベンチにいて優勝しても，「自分が原因で優勝したとは思えない」と思うかもしれません．この括弧内の自分と結果に対する関係性が個人的原因帰属を示します．

この成果や注意点等をデイサービス職員に申し送れば，退院後も貫さんに合った場の提供が可能になる.

　私たちは，認知機能障害を抱えた方々に対して，私たちの世界で物を語ってはいないでしょうか？　たとえば認知症では周辺症状に幻覚や妄想があります．私たちの世界で起きていない事実が，本人にはありありと経験した事実であったりします．自分が真実と感じていることを他者から否定されることは，どんなにつらいことでしょうか．シーン1や2では，貫さんが認められる場がほぼなかったことを示しています．家族からも他患からも蔑まれ，編集者であり，尊厳に満ちた人生を歩まれた貫さんは姿を消しています．しかしながら，シーン2や4を踏まえると，貫さんの中では，その頃の自分と類似した自分がありありと存在している姿が垣間見えます．作業療法士をしていると，ベッドサイドに置かれている罹患前の写真を見て，別人のように感じる時があります．外見だけでは物語れないものがクライエントにはあるというこの感覚は，多くの作業療法士が経験しているのだと思います．私たちは病気後の姿しか見ていませんが，それはクライエントの長い人生の1ページでしかありません（**図1**）．「その人がどのような作業的存在であったのか？」に目を向け，支援をしなくてはならないと私は肝に銘じています．

　さらにシーン1のネット手芸は，ただ与えられた手段的作業となっており，貫さんの主体性はみられませんでした．仮に，この手工芸が貫さんの本当にやりたい

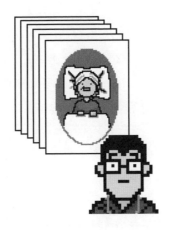

図1　病気後の姿はクライエントのごく一部でしかない

私たちの眼前にあるのはクライエントの人生の1ページでしかない

作業で，かつ適切な段階づけがなされていたのであれば，居眠りをするなく，主体的に参加できたのかもしれません．そもそも，作業の手段的利用とはTrombly[1]が提案した作業療法の考え方で，traditional（伝統的）な作業を利用して心身機能を改善する（例：手工芸や園芸等を通して手や精神機能を改善する等）介入です（**図2**）．作業の手段的利用は，認知機能障害を呈する高齢者の方々に提供しやすい反面，ただ漫然と提供され続ける事実も少なくありません．私も若い頃，高齢者施設にてクライエントに手工芸を提供し，会話をしながら隣で間違いを指摘して修正した経験があります．そのようなことは見学の時やさまざまな施設でも経験しており，めずらしくなかったのです．しかしある日，私は思いました．「これは自分の母親でもできるな」と．私の母親は理容師で，近所の人が入院すれば病院まで髪の毛を切りに行くという人でした．非常に器用であり，裁縫や料理が得意で，私も実家に帰った際にアイデアを伝え，アームスリング付きのベスト等を作ってもらった記憶があります．母親の職業上のコミュニケーション能力と器用さ，単に与えて指導するだけの手工芸の提供ということのみを考えれば，母が私以上にうまくできた可能性は十分にあると思います．

　過去に日本作業療法学会にて「作業療法の核を問う」という議論がなされました．その中では他職種により，「ママゴト的手作業が多くダイナミズムな観点から発展しない原因を組織の体質からも見直す必要がないでしょうか？」と警鐘を鳴らされています．ただクライエントがやりたいと言ったから，過去にクライエントがやっていたからという短絡的なものではなく，なぜその作業でなければならないのかというクライエントの文脈が大切となります．そうでなければ，作業療法は誰でもできる陳腐なものとなってしまうでしょう．編集者であり，シングルマザーとして生き抜いた貫さんがやりたい，やらねばいけないという主体的に希求する作業が何か？それを共有できる専門職が作業療法士であると私は思います．

　シーン4では，therapeutic use of selfという考え方で自分を治療媒体として使用してクライエントの作業を支援する方法を利用しています[2]．あえて貫さんに教師的な立場をとっていただくことで，彼女の尊厳を回復しようとしたのです．本に興味を示したことと，このアプローチの因果関係では定かではありませんが，貫さんが居眠りをせず楽しそうに主体参加をした背景には，彼女の尊厳が守られる作業として，読書や新聞を通して作業療法士に教授するというものがあったであろうと推察されます．作業療法士は自分自身を環境資源としても利用できます．そのためには自分自身のことを理解するのも重要だと私は思います．つらいこともあるリハビリテーションに，クライエントに少しでも前向きに参加していただくための有用な道具として，私は自分のくだらない性格の要素をよく利用します（笑）．

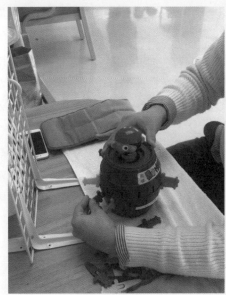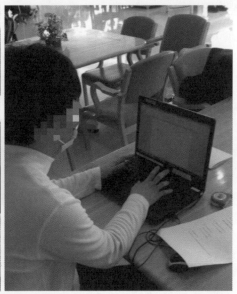

図2　作業の目的的利用と手段的利用の例

・・

左図はゲームを行うのが目的ではなく，ゲームを通して手指の機能を改善することを狙っている．つまり，作業を行うことによって心身機能を改善する伝統的作業療法（手段的利用）．右図は仕事のためにパソコン操作を獲得するのを目的としている．つまり，クライエントが望む作業をできるようにすること（目的的利用）．

　それらだけではありません．シーン3では娘さんに対するアプローチが示されています．娘さんの介護負担が高くなれば余裕がなくなり，厳しい言葉をまた母親に浴びせるようになる可能性は多々ありました．また，長い間介護もされてきた娘さんの考えを真っ向から否定することは，彼女の尊厳を損なうことになります．ここは重要な点だと思います．

　私の過去の違う経験になりますが，ボランティアでうかがっていた高次脳機能障害者のご家族（母親）のお話で忘れられないエピソードがあります．TBI（外傷性脳損傷）のお子さん（とは言っても50代）は一人でバスには乗れずにいつも母親の付き添いが必要でした．しかし，母親は，30年間の計算リハビリのおかげで小学2年レベルの計算ドリルしかできなかったのが，4年生までできるようになったことを嬉しそうに話していらっしゃいました．その時に私は複雑な思いになりました．一つは30年という気の遠くなるような長期間かけて得た成果と裏腹に生活に汎化されないもどかしさです．もう一つは数回練習すればこの当事者の方はバスに一人で乗ることができると私は思ったからです．思ってはいけないことかもしれませんが，頭の中では「何という非効率な……」というネガティブな感情が芽生えました．しかし，計算ドリルができるようになったことに一定の価値が生まれている

こと，30年連れ添い，リハビリテーションを頑張ってきた本人と母親の努力の事実は決して否定できません．

　この章でも貫さんの娘さんの言動には確かに問題を感じる箇所はありますが，娘さんのこれまでの経緯も十分に尊重する必要があります．私は，関係が浅い自分が直接的に口を挟むよりも，間接的に娘さんの状況を変化させることが有用だろうと考えました．そして関係性の築けているスタッフとうまく連携することで娘さんの理解を獲得し，サービスを利用して介護負担を減らすことや，貫さんの変化を体感していただくことで，娘さんの行動変容が起きればいいかなと願いました．貫さんの尊厳を守るためにも，娘さんという人的環境をうまく調整することは今後の在宅生活の鍵であるといえたと思います．

これだけは伝えたいこの章のまとめ

　今回のような重度の認知症の方における作業療法的介入のエビデンス構築はいまだ十分とはいえませんが，個別的なアプローチは散見されます[3]．作業療法士として作業の適切な手段的利用を行うためには，作業遂行文脈や人－作業－環境の観点からクライエントを適切に捉えることが重要でしょう．これらの考え方は大切ですが，大前提として認知症があったり，意思疎通が図れなかったりするクライエントだとしても，その人が尊厳ある作業的存在であるということを忘れないという強い倫理観が大切であると私は考えます．

① Trombly CA: Occupation: Purposefulness and meaningfulness as therapeutic mechanisms. Am J Occup Ther **49**: 960–972, 1995, doi: 10.5014/ajot.49.10.960

この論文は，私が尊敬してやまない Trombly 博士が Elenor Clark Slagles 賞を受賞した際に発表されたものです．作業療法士とは非常に難解である職業であることは皆さん感じていらっしゃると思いますが，この論文を読んだ際の胸がスッと晴れた印象を今でも覚えています．この論文では，作業療法の扱う作業は，作業を手段（Means）として利用するものと目的（Ends）で利用するものの 2 種類に分かれると説明しています．前者はこの章で述べているように伝統的な利用の仕方，後者はクライエントのやりたい作業をできるようにすること（たとえば，料理ができるようになる，服が着替えられるようになる等，カナダモデルで示せば Enabling Occupation）ということです．私は世界で最も簡潔に作業療法を説明するわかりやすい方法だと感じています．フリーで手に入れることができる論文ですし，翻訳ソフトも精度が上がってきていますので，ぜひ読んでみてください．

② 日本作業療法士協会：シリーズ作業療法の核を問う．日本作業療法士協会 25 周年記念誌，1991

作業療法のアイデンティティ（専門性）の確立にいかに先人たちが苦労してきたのかがよくわかる歴史的資料です．ただ闇雲に手工芸を行ったり，他職種の真似事をしたり，科学的根拠の乏しいまま作業療法を実践したりすることによる批判等が赤裸々に描かれています．当時の作業療法の置かれた立場と，確固たる専門性の構築へ向けて乗り越えようともがく先人たちの苦労を理解する際に有意味な資料であるといえます．

文献

1) Trombly CA: Occupation: Purposefulness and meaningfulness as therapeutic mechanisms. Am J Occup Ther **49**: 960–972, 1995, doi: 10.5014/ajot.49.10.960
2) Taylor RR, et al: Therapeutic use of self: A nationwide survey of practitioners' attitudes and experiences. Am J Occup Ther **63**: 198-207, 2009
3) 田平隆行, 他（編）：Evidence Based で考える認知症リハビリテーション．医学書院，2019

臨床編

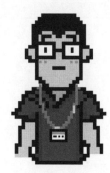

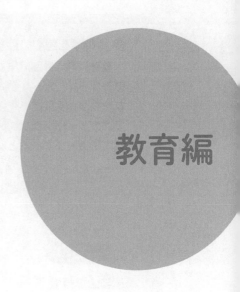

教育編

第9章 推論 先輩OTの頭（リーズニング）を共有することで成長を支援する

● この章を読む前に

　教育や育成は臨床においても重要なテーマです．職員のスキルアップは，クライエントのみならず，チーム全体にも有益となります．作業療法は応用科学であるので，臨床を振り返りつつ実践することが重要です．その際，指導者が後輩の事例における臨床推論（クリニカルリーズニング）を共有し，そのうえで後輩が実践できるように促すことが効果的な方法の一つであるといえます．本章ではその過程を少しお見せしたいと思います．

シーン 1

革細工で復職？

　鈴木さんが「私が担当している上野さんは大工さんで，頸椎症になり，復職希望なんですが，機能的には十分復職可能だと思うのに，本人のモチベーションが低くて悩んでいます❶」と相談してきました．その日，鈴木さんが当該クライエントと思わしき方と作業療法を行っている場面を見ると，革細工で木槌を使って穴あけをしていました．革細工の動作もスムーズで，作業遂行上明らかに問題となる点はあまりみられませんでしたが，表情は暗く見えました❷．

（その日のある時間）

私「鈴木さんはなぜ，上野さんに革細工をやっているの？❸」

鈴木さん「大工仕事で金槌等を使うから，作業形態が似ているかなと思ってやっていますが，自分でもしっくりきていません❹」

私「そうだね，おそらく革細工をやり続けても上野さんは大工に戻ることは難しいかもしれないね．そもそも，大工仕事って，設計図から加工して，さまざまな機材も使うと思うけれど，上野さんがよくやっていた大工の仕事はどのようなものかわかる？❺」

鈴木さん「そうですね，のこぎりとか金槌とかを使っていたんだと思いますが，詳しくはわからないです」

私「あと，上野さんはあんまり楽しそうにやっている感じじゃなかったね？どんなことに価値を置いたり，興味をもったりしているのかはわかるかな？❻」

鈴木さん「町内会の副会長さんをやっていて，お酒を飲むのが好きだったみたいで

74

す」

私「仕事も含めて，その作業の意味は何だろうかね？　町内会の会長さんや大工の
棟梁ってことは，結構仕切るのが好きなのかな？　小さい頃からそういう人だった
のかね？　そういう作業エピソードはわかるかな？❼」

鈴木さん「そこまで考えていなかったです．大工の仕事内容も含めて次の時に訊い
てみます」

- -

 いてみた頭の中

❶ 自分から悩んでいることを訊きにくるのは，クライエントに何とかいい作業療法
　サービスを提供したいという気持ちの表れであり，こういう職員を大事に育てて，
　大切にしなくてはいけない．何とか悩みを一緒に解決して，鈴木さんのスキルを
　アップするお手伝いをしてあげたい．

❷ 大工という仕事の作業の工程に金槌等を使う工程があるから，似ている革細工を
　やっているのではないだろうか？　しかし，大工の仕事は墨付けから，のこぎり引
　き，電動工具の使用等，さまざまな工程がある．おそらく単純に似ているから革
　細工をやっているという方略では，上野さんは仕事に戻れないだろう．上野さん
　の具体的業務内容を，鈴木さんはどれくらい把握しているのだろうか？　身体機能
　の問題は軽度に見えるので，鈴木さんの見立ては間違ってなさそうである．しかし，
　上野さんの表情から推察すると，彼は主体的に参加しているのではなく，鈴木さ
　んに付き合って作業療法を実施しているように見える．上野さんの文脈はどのよ
　うなものであるのだろうか？　彼のスピリチュアリティや仕事や他の作業の意味に
　ついてはどのようなものだろうか？　鈴木さんはそれを共有しているのだろうか？

❸ フィードバックは，遅くなってしまうと本人も記憶に残っていないことが多々あ
　るので（＊状況によります．考えさせる場合には故意にフィードバックを遅らせ
　る技術もあります），できるだけ早いほうがいいだろう．おそらく，革細工の意図
　に深い方略はないだろうが，決めつけるのはよくないので，鈴木さんの意見をひ
　とまず聞いてみよう．

❹ しっくりしないまま作業療法を実践することは，クライエントのみならず，鈴木
　さんにとってもよくないだろう．自分でも効果的でないと気づいていることは利
　点である．上野さんという作業的存在を理解すれば，この問題は解決につながる
　かもしれない．

❺ 具体的にどのような作業を行っていたかは必要不可欠な情報である．鈴木さんが
　知っていれば問題ないが，もし知らないのであれば，作業遂行上の情報収集が重
　要であることを気づいてもらうために，質問をしてみよう．

❻ 鈴木さんは，上野さんの身体機能以外に問題があるのではないかと薄々気づいて

いる様子である．作業モデル的観点から上野さんという人をより理解してもらえ
ば，鈴木さんのもやもやの解決につながるかもしれない．

❼ 表面的な作業の情報では真の作業上の問題に行きつかないことが多い．クライエ
ント自身のアイデンティティの形成等，上野さんを形成してきた重要な作業歴を
共有してもらいたい．自分自身で動いてもらおう．

シーン2

実際の作業ストーリーに気づく（数日後）

鈴木さん「上野さんの情報収集をしました！　大工仕事は，お弟子さんたちの指示
をしたり，実際に木材を加工したりもしていたみたいです．もちろん，のこぎりや
金槌も使ったそうですが，電動ノコギリ等も使うことが多かったそうです．革細工
と全然違いましたね……」．

私「そうかー．いろいろ情報収集できたね．より具体的にみえてきたね．革細工と
違うと気づけたのもよかったね❶．それで，上野さんがどんな作業的存在だったか
は聞けたの？」．

鈴木さん「はい．お父さんも大工の棟梁で，人を使っていたそうです．ご自身も小
さい頃からガキ大将で，いろいろな人を引き連れていたみたいで，困った人を見る
と放って置けない性格だったようです……（中略）．それで今も棟梁しつつ町内会
の副会長も兼任して，いろいろな人を助けてきたみたいなんですけれど，それがけ
がをして……（中略）」

私「そうか．じゃあ上野さんは困った人のために何かをしてあげたいと思っている
けれども，入院中で何もできずに大変な思いをされているってことかね？　じゃあ
誰かのために何か簡単なものを作ってもらうのはどうかな？❷」

鈴木さん「なるほど！　今，病棟で身長の低いおばあさんがいらっしゃって，トイ
レ時の足台が欲しいと思っていたので，それをお願いしてみます！」

私「すごくいいアイデアじゃん．やってみなよ！❸」

覗いてみた頭の中

❶ 鈴木さんのモチベーションを上げるためにも，革細工の失敗より上野さんの情報
収集ができたことを評価していることを示そう．

❷ クライエントの価値に関する作業エピソードをたくさん聞いており，作業的視点
からクライエントに興味がもてたのは非常にいい．一方，情報が多く，焦点化が
できていないので，そこを少し援助しよう．

❸ しっくりきていないと感じていたのが，頭の中で少しずつ統合できている様子で，本人も自覚しており楽しそうだ．強化して作業療法の実践を楽しく感じてもらおう．

シーン 3

作業療法の力

鈴木さん「上野さん，『あのばあちゃんのためならやってやるか！』と足台作りをすごく主体的にやってくれました！ そのクライエントももものすごく上野さんに感謝されて，上野さんも照れて嬉しそうでした！」

私「いいね！ じゃあ今病棟で麻雀が流行っているので，車いすの入る麻雀台を作ってもらえるか訊いてもらえる？ 材料費は出すから❶」

鈴木さん「いいんですか？ ありがとうございます．上野さんに訊いてみます！ あと，このケースについて，どこかで発表したいんですけど」

私「お，いいね！ 作業系の学会やセミナーがいいんじゃない？ 見てあげるし，発表は出張扱いでいいから！❷」

覗いてみた頭の中

❶ 物語的（叙述的）リーズニングから結果を残すことができ，作業療法と仕事が楽しくなっているに違いない．上野さんと鈴木さんのためにも，職場として win-win となるプランをお手伝いしよう．

❷ 上野さんとの関わりを通して，鈴木さん自体がエンパワメントされている．学術の場はケースを振り返るので鈴木さんにも有用だ．さらに促進しよう．

　臨床経験では言葉では明確に伝えられない知識があったりします（暗黙知）．それは，臨床において作業療法士がさまざまな根拠のある推論に基づき，その介入方法が選択する時などに代表されます．これは言い換えれば，クリニカルリーズニングともいえます（そもそも本書の"先輩OTの頭の中"という趣旨自体がクリニカルリーズニングであるといえますが……）．作業療法分野で用いられるクリニカルリーズニングとは，主に**表**の5種類に分かれます．シーン1では，鈴木さんは槌を振るという類似点のみから革細工を提供しています．作業療法士である鈴木さんには，大工として実際に電動ノコギリ等を使って練習する等は頭になかったのでしょう．学校で習った範囲の類似するものとして，安全な革細工を利用したということになります．一方で指導者の私は，上野さんがどのような作業形態で大工の仕事を

表 作業療法におけるクリニカルリーズニングの種類と概要

リーズニングの種類	概要
科学的リーズニング	エビデンスに基づいた思考過程
物語的リーズニング	クライエントの作業ストーリーに基づいた思考過程
実際的リーズニング	クライエントの置かれた現状況に基づいた思考過程
倫理的リーズニング	クライエントと作業療法士に置かれた倫理的問題に基づいた思考過程
相互交流的リーズニング	クライエントとの相互交流に基づいた思考過程

していたのか，おそらく墨付けや鑿（のみ），インパクトドライバー，電動ノコギリ等の電動工具の利用等もしていたのだろうなと推察しました．また，これまでに病院内でクライエントが電動工具を利用した経験があったため，それらの工具を実際に使用した介入が可能であるという思考過程をしていました．これらは実際的リーズニングとして分類されます．さらに，上野さんにまつわる作業ストーリーが現在の心境や作業のモチベーションに強く影響を与えているだろうと予測をしていました（作業遂行文脈）．これは物語的（叙述的）リーズニングとなります．シーン1では，私のこのリーズニング過程を鈴木さんと共有することに主眼を置いていました．まずは共有して，鈴木さん自身に行動を起こしてもらうためです．つまり，気づきを生ませて，自分で主体的に行動することを促すということになります．ここで，私はあえて on-the-job training で一緒に入るということはしませんでした（理由は後述）．この行為はティーチングからコーチングへの変換，別の言葉を使えばフェーディング※といえます．

　シーン2で，鈴木さんは上野さんに情報収集を行い，そこで大切な作業遂行文脈を共有し，上野さんがなぜ主体的に参加していないのかに気づきます．ここでの鈴木さんの，自分自身で気づくという体験は，非常に重要であると私は考えています．実際に on-the-job training で教授することも有用ですが，その場合，教育をされた側の人は，その指導者のおかげでよい変化が生じたと考えがちになります．今回の鈴木さんは，指導者の助言をきっかけにしてはいますが，自分の行動でクライエントに変化が出ています．それにより自己効力感や自己有能感が高まり，さらにシーン3のようにエンパワメントされていったといえます．これら一連の主体性が高まることは，人間作業モデルの個人的原因帰属の概念に通じます（第8章参照）[1]．個人的原因帰属とは，自分自身の行動により，よい／悪い結果が生じていることを実感することです．（先輩OTのアドバイス：さまざまな作業療法理論やモデル，

✎ 用語解説　フェーディング
教育用語で，はじめに手厚くした援助を徐々に減らしていく方法．フェーディングを行うことで自立を促す．

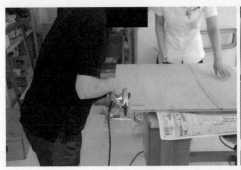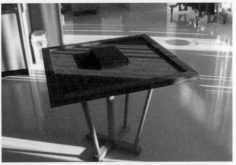

図1　実際の上野さんの作業の様子（左）と作製した麻雀台（右）

作業科学等の学問は，健常者，罹患者，障害者を問わず，誰にでも適用可能です．自分自身や身近な人を考えてみると，理解しやすいかもしれません．）

　したがって，今回の鈴木さんは，自分自身の行動により，よい結果が生じていることを実感しているので，個人的原因帰属が高い状態であるといえます．これら一連の主体参加を促すアプローチは，実際のクライエントに対しても有用です．

　文脈を得たことで，足台作り→麻雀台作りと段階づけを行い，上野さんは作業的存在へと近づいてきました．前記にはありませんが，上野さんは災害により住み慣れた場所を奪われ，作業剥奪の状態にありました．しかし，鈴木さんが支援した作業の達成を通してエンパワメントされ，入院中に外出届を出して，部下たちの避難先を訪問するという行動を起こします．その変化を目の当たりにした鈴木さんは，なぜその変化が起きたのかを作業のレンズでリーズニングできるようになりました．それゆえに作業療法士としての達成感はひとしおだったと思います．最終的に上野さんはすばらしい麻雀台を作製しましたし（**図1**），鈴木さんは学会で発表も行いました．鈴木さんは自分自身で作業科学系の学会を選択して発表しました．災害により作業を失うということは，社会的に見れば Occupational Injustice（作業的不公正[※]）の作業剥奪の状態です．そのような意味でも，鈴木さんは発表の場のいい選択をしたのではないかと思います．

✎　用語解説　Occupational Injustice（作業的不公正）
作業科学の分野で提唱された，すべての人は平等に作業する権利があり（作業権），自分の意思とは関係なく，社会的にその権利が剥奪されている状態のことを示します．私見ですが，世界と比較して日本人は社会的に権利擁護を訴えることが得意でないため，なじみが浅いかもしれません．アメリカ等は多人種国家ということもあり，権利擁護（アドボカシー）は身近な問題であり，この概念はよく用いられます．
作業的不公正は，作業剥奪，作業疎外，作業周縁化，作業不均衡の4種類からなります．同様の概念に，作業行動理論に基づく作業機能障害がありますが（これも上記の4種類の名称），これは個人の作業の障害を表すもので，社会的なものを示しません．したがって，上野さんのケースは作業機能障害の作業剥奪となりますが，災害により作業権が奪われた社会として捉えるのであれば，作業的不公正となります．日本では作業的不公正と作業機能障害が混同されているように私は感じていますが，違う概念ですので，分けて理解する必要があると思います．

教育編

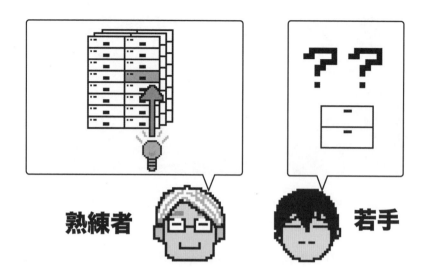

図 2　筆者が考えるクリニカルリーズニングのメタファー

熟練者は引き出しが多くあり，その引き出しが綺麗にラベル化されて整頓され，即時に状況に合わせて必要な引き出しを引き出せる．一方，若手は引き出しの数が少なく，ラベル化されていないので手当たり次第に開く（ドラ○もんがパニック時にポケットの道具を手当たり次第出すイメージ．でもネコ型ロボットほど道具＝引き出しを所有していない）．

　熟練者は多くの引き出しがありラベル化されている思考過程をもつため，その状況に合わせて適切なリーズニングの引き出しを瞬時に出すことができます．一方で，若手の方々はまだ経験も浅いため，引き出しの数が少なく，手当たり次第に引き出しを開くという思考過程をもっているのではないかと思います（**図 2**）．リーズニングの引き出しを増やすのも，ラベルを貼る作業も，臨床的な経験と知識・技術の研鑽です．ゆえに，これらはわれわれに課せられた生涯の課題であるといえるでしょう．教育では，丁寧なリーズニングの過程を共有することで，後輩の引き出しを増やしたり，引き出しのラベリングをしたりすることをお手伝いできるかもしれません．

これだけは伝えたいこの章のまとめ

　臨床の教育では，作業療法士の成長だけでなく，クライエントへの効果の還元が重要になります．後者だけであれば，スキルの高い作業療法士が実施すればいいでしょう．しかし，それはクライエントと担当作業療法士の関係性の悪化を招くかもしれません．教育者が時に裏方となり，クライエントと若手作業療法士が主役となるような教育ができれば，職員の主体的参加を促進するものになるといえるでしょう．

この章で役立つ書籍

① 藤本一博, 他 (編)：5 つの臨床推論で整理して学ぶ 作業療法リーズニングの教科書. メジカルビュー社, 2022

　成長のためには，丁寧なリーズニングのうえに実践を行うことが重要です．しかしながら，クリニカルリーズニングを題材とした書籍等は多くありません．本書では作業療法に特化したクリニカルリーズニングの説明が詳しく説明されています．さらにそれのみではなく，さまざまな領域の臨床事例とそのリーズニングの過程が記載されているため，臨床に携わる方々になじみやすいと思われます．したがって，作業療法のクリニカルリーズニングを学習したい人には有用な書籍だと思われます．

② 鈴木憲雄：人間作業モデルで読み解く作業療法. CBR, 2017

　人間作業モデルは時に難解なイメージをもたれがちです．本書は有名な医学漫画『ブラックジャックによろしく』の場面やことわざ等を人間作業モデルで読み解いたりしており，入門編には非常に取り掛かりやすい書籍だと思います．

文献

1)　鈴木憲雄：人間作業モデルで読み解く作業療法. CBR, 2017

教育編

第10章

充実
実習生が主体的に動き, 作業療法を好きになるには?

● この章を読む前に

　臨床実習は学生の養成教育の一大イベントの一つです. 臨床実習を効果的に行うためには, 臨床教育者と臨床実習生との関係性が重要な鍵となります. 学生は特に実習の開始直後には, 緊張のあまり主体的に動くことができない場合が多いです. 実習の学びを効果的にするためには, 臨床教育者は学生の能力を最大限に活かし, 学生の緊張を解く方略を考えなくてはなりません.

シーン1

実習初日

　学生の浅田さんが臨床実習をすることとなりました. 養成校の教員からの情報では, 浅田さんはトップダウン式の作業療法実習を受けたいという理由で, 下宿が必要にもかかわらず当院の実習を希望してきました. 浅田さんは実習初日に礼儀正しく挨拶に来ました. 「〇〇大学から来ました浅田です. 本日からよろしくお願い致します」. 会話の中からは実直な姿勢が垣間見え, 笑顔も見られましたが表情は固く, 口数も多くはありませんでした❶.

　浅田さんは入院のケースの他に, CI療法の概念に基づいた, 「生活機能再建型上肢機能外来※」のクライエントを一緒に診ることになりました. 初回では椅子に座り, 緊張した面持ちで礼儀正しく見学をしていました. CI療法自体についてあまり知らなかったため, 終了後の質問は率直に疑問に思ったことを質問しており, 私からも質問について具体的な答えを示すとともに参考文献等を提示しました❷.

覗 いてみた頭の中

❶　表情からは伝わらないが, わざわざ当院の実習を志望してきてくれるほどなのだから熱意をもっているのだろう. 初日なので緊張をしているのは当たり前だが, 自分からどんどんコミュニケーションをとるタイプではないかもしれない. 有意義な実習にするためにも, なるべく早く浅田さんの緊張が解けるようにしたほうがいいだろう.

✎ 用語解説　生活機能再建型上肢機能外来
筆者が管理者時代に設立した, CI療法の概念に基づいた, 作業につながる実用的上肢機能獲得を目指す1カ月の外来プログラム. 週5回, 毎日2時間の個別作業療法と1時間の自主トレーニング等から構成される.

❷ 実習開始時から養成校で学んだ知識をすぐに結びつけて考えることのできる学生は皆無に等しい。「自分はどう思った？」等の open なコーチング的問いかけは浅田さんが沈黙してしまう可能性がある。実習に慣れ，臨床教育者との関係性が築けるまでは，ティーチングによる具体的な提示方法を多めにしたほうがいいだろう。

最強の助手！（実習開始２日目〜数日後）

　浅田さんは２回目も緊張した面持ちで見学をしていました。私が「申し訳ないけど，あそこからお手玉をいくつか持ってきてもらえる？」❶と依頼すると，「わかりました！」と指示通りの物品を持ってきました。私は浅田さんに「ありがとう！ 本当に助かったわ〜！」と感謝の意を伝えました❷。実習開始から数日経過した見学時，浅田さんは私に「先生，次はあの物品を持ってきましょうか？」と課題指向型訓練の用具を取りに行く姿勢を見せました❸。私は「さすがだね！ 気が利くね！ よくわかってるじゃん！」と浅田さんの行動を称賛し，「じゃあ次は時間計測と記録もお願いしていいかな？」と Shaping に関する手伝いの新たな依頼を出すと，浅田さんは「わかりました，もちろんです！」❹と明るく答えました。浅田さんの翌日のポートフォリオには，臨床教育者から言われることなく Shaping 等の調査した結果が記されていました。

覗いてみた頭の中

❶ CI 療法は浅田さんのあまりよく知らない介入方法であり，見学だけでも学習になるが，モチベーションを切らさずに１時間の見学を続けるのも大変だろう。また，何もせず座っているだけだと，浅田さんは「役に立てていない」，「迷惑をかけている」等といった感情を抱くようになり，臨床実習に対する自己効力の低下をきたすかもしれない。今回のような，実習開始時に治療や介入に関わる一部を行わせることは難易度が高く効果的でないであろう。でも，浅田さんであれば，簡単な道具の準備の手伝いは問題なくできる。一般的に雑用と思われるかもしれないが，介入の一部を手伝ってもらうことで，浅田さんに作業療法士の介入に役立っていることを実感してもらおう。そうすることで，浅田さんの自己効力感が上がれば，今後の主体性が促進されるかもしれない。

❷ 浅田さんが行った行為に対して，正のフィードバックと感謝を伝え，今後の浅田さんの主体的参加を強化しよう。

❸ 浅田さんがこれまでの実習の体験からクライエントに提供されている課題指向型

教育編

83

訓練の傾向を理解し，チームの一員として少しでもクライエントに自分も貢献しようしようというすばらしい主体的行動が出てきた．もっとこの行動を促進するようなかかわりをしよう．

❹ 新たな役割を与えることで，学生もチームの一員であることをより深めていくだけでなく，Shaping の学びのモチベーションの向上につなげよう．臨床教育者との関係性もよくなってきたので，メインケースや質疑応答における緊張も少なくなるだろう．

シーン3

作業療法を好きになろう

　実習中に担当した三好さんの集中外来も最終日になりました．浅田さんも三好さんのチームに加わり，さまざまな練習メニューを考え，自主トレーニングに同行していました．三好さんとの関係性も良好です．本日は三好さんの作業ニーズであった「箸でラーメンを食べる❶」を実際に試してみます．私は浅田さんに「悪いけどキッチンで袋ラーメンを作ってきて！❷」と袋ラーメンを2袋手渡してお願いしました．浅田さんは驚いた様子で「私が作ってくるんですか？ いいんですか？」と答えました．私は「もちろん．どうせ誰かが作らないといけないから．キッチン予約しといたから．三好さんもラーメン作ることが目的じゃないから（笑）」と言うと，三好さんも「そうそう，食べるほうだからね❸」と話しました．浅田さんは戸惑いながら一人でラーメンを作りました．私は三好さんと一緒に「浅田さん，ちょうどいい訓練のタイミングでよろしく❹」等と笑いながら声かけすると，浅田さんも笑顔で返しました．できあがったラーメンは，三好さん一人では気が引けるだろうということで，浅田さんにも食べてもらい，三好さんは箸で食べることができて非常に満足と話しました．浅田さんは終了時にさまざまな思い出を語り，「本当に楽しい実習で，作業療法のよさを実感できました❺」と語りました．

覗いてみた頭の中

❶ ラーメンを自助具の箸で食べる能力を三好さんは現在獲得されているだろう．日常的な上肢の使用を強化するためにも今日，ラーメンを食べることをしなくてはならない．そのために，ラーメンを作業療法士が準備する必要があるが，その間に三好さんを放置するわけにいかないので，浅田さんに頼もう．

❷ ここの実習地に来るまで身体障害領域の作業療法はプラットフォーム上で機能訓練がメインという体験をしてきた浅田さんなので，クライエントもいない中でラーメンを作ると言われたらびっくりするだろう．でも，「作業を用いた実践を見たい！」

という思いで実習に来たのだから，作業の準備をすることも大事であることを体験してもらうと同時に，その過程も楽しんで作業療法を好きになってもらおう．

❸ 最高の強化メッセージありがとうございます，三好さん！でもその通りですよね．

❹ 他のスタッフに「学生が一人で何してるんだろう??」と思われるだろうから，ちょくちょく声かけをして安心させよう．いずれにせよ，彼女がやっていることが作業療法の役に立っていることを感じてもらおう．

❺ さまざまな体験を通して，作業療法を好きになってもらって本当によかった．浅田さんのことだから，今後も自己研鑽を続けていくだろうな．

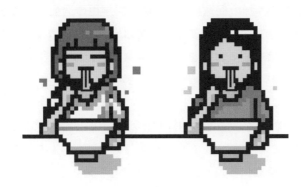

作業療法の臨床実習は養成校での仲間との学びから離れ，一人，臨床の施設へ出かけるため，学生が実習に対して不安を抱くことが少なくありません．私の実習を振り返ってみてもそうでした．作業療法のこともわからず，知らない土地にて一人でやらなければならないことは過度な緊張を生みます．指導者となった私の経験でも，多くの学生が緊張しすぎの状態で実習を開始します．当たり前の話ですが，過緊張の状態ではよいパフォーマンスは期待できません．学生の緊張を緩和し，もてる実力を発揮させるのは臨床教育者の使命であるといっても過言ではないでしょう．

　実習生に対する際の私の心構えとして，実習開始時の学生は臨床経験あるいは臨床につなげる知識はほぼないに等しいと思っています．「知識・技術をもっていたら儲けもん」ぐらいのつもりでいます．もっているべきだと考えてしまうと，もっていない学生に対してネガティブなイメージが生まれてしまいます．心理学に初頭効果[※]というものがあり，こうあるべきだという高いハードルにそぐわない学生の印

象は，初頭効果としてその後のネガティブな印象へとつながりがちです．経験がないからこそ実習に行くのであり，はじめからわかっているのであれば臨床実習は必要ないというのが私の個人的考えです．

　もし浅田さんに，初日から open question（たとえば，これはどう考える？　何でこれをやっていると思うの？　どうしてそう考えたの？）ばかりで質問をしてみたらどうなったでしょう？　おそらく浅田さんの気持ちは「間違えたらどうしよう……．何て答えたら正解だろう……」となり，その後，主体的に行動することはできなくなったかもしれません．「間違えても大丈夫だから」と安全を保障しても，関係性が構築されていない実習開始当初の学生には失敗体験が残り，自己効力感は下がるでしょう．希望と不安をもって実習に臨む学生のモチベーションは，臨床教育者の腕にかかっているといえます．それぞれの学生個人によることはもちろんですが，彼らの主体的参加の促進には，私はまず学生の過度な緊張を解くことが重要と考えています．過去の作業療法の実習では，養成校の教員から学生に「まず誰よりも先に行き，掃除をしてお茶を入れなさい」という，今では NG とされがちな指導が常識的に示されていました．私自身，このことを肯定するつもりはないですが，学ぶべき点がないわけではないと思います．指導者の指示のもとに掃除や物品準備をすることは，作業療法の専門的な知識がなくても実施することができる難易度の低い課題です．これはティーチングやコーチング※といった教育手法にも言及できると思います．研修会に参加した職員の話などを聞くと，コーチングに目が向けられがちですが，コーチングは実習開始当初の浅田さんのような状態には少し自由度が高すぎると私は思います．守破離という言葉がありますが，まずは型を身につける初心者には，ティーチングは有用な手法だと思います．

　Csikszentmihalyi はフロー理論の中で，挑戦のレベルと自身のスキルのレベルのバランスのとれた状態が，時を忘れるように没頭する・集中する瞬間であるとしています[2]．課題難易度が高すぎても低すぎてもいけません．ちょうどいい課題がフローにつながるのです（**図**）．作業療法実習がフロー状態になる基盤を作るために，実習開始時の難易度の低い「雑用」的作業の提供は，学生にとって有用となることが多いです．この雑用の視点は，学生を助手的役割として招き入れるという表現が近いかもしれません．「助手」役をさせることに悪いイメージをもつことはありません．チームの一員として招き入れるのです．学生も自分が少しでも役立っていると感じることで自身の自己効力感の向上につながり，チームの一員の役割を

✎　**用語解説　初頭効果**
心理学等で使われる用語で，最初にもった印象に強く影響を受けるというバイアスを示しています．はじめにネガティブな印象をもってしまうと，後によい行動を起こしたとしても，最初のネガティブが勝ってしまったりします．この章では，臨床指導者が実習開始前から学生に高い期待をもち，その水準に学生が満たないことにより初頭効果としてネガティブ感情に引っ張られないような注意喚起をしています．他の視点からいえば，学生も人には初頭効果が生じる可能性があるので，実習開始当初からしっかり笑顔で挨拶をする・精勤である・提出物を期限内に出す等，心がけましょう．

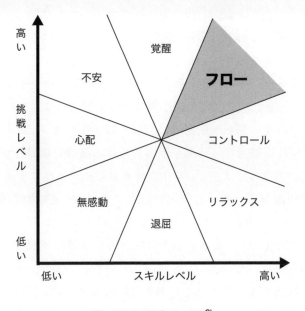

図　フローのシェーマ[2]

- -

本人のスキルに合わせた課題の設定がフロー状態を生む．以前は異なるシェーマでしたが，個人的には前のほうが好きです．

獲得する機会となります．また，学生が助手として成熟すれば，指導者の業務の助けになります．つまり win-win の関係性が構築されます．この経験が積まれていくと，学生と臨床教育者との関係性も成熟しやすくなり，受動的臨床実習から主体性に富んだ活動的臨床実習へと波及する基盤となります．

浅田さんはシーン 2 の後，私の実習中の行動を観察することから学び（これは意図的にお手本を見せる行為「モデリング」をしています），主体的に動き，次の私の動きの予測をして「先生，次はこの課題でしょうか？」等と提案をしてくるようになりました．そして，浅田さんはチームの一員として有用な存在となり，三好さんからも信頼されました．この時点での関わりはコーチング的な要素も含んでいたでしょう．また，シーン 3 では，稀有な体験をすることによって，記憶に残る作業療法のすばらしさを体験してもらいました．実習の大切な目的は，クライエントのために学生なりに尽力することと，作業療法のすばらしさを体験し，好きになってもらうことではないかと思います．その思いがあれば，すべての作業療法士は研鑽を続け，クライエントに還元できるのではないかと思います．結果として浅田さん

✎ **用語解説　ティーチングとコーチング**
ビジネス分野でもよく用いられる用語で，相手の主体的な行動を促進するようなコミュニケーション技術を指します．双方向性，個別性，継続性といった要素をもちます[1]．コーチングは主体性に着眼しているので，本人の気づきを大事にします．一方，ティーチングは知識や技術を教授することに着眼していて，初学者にものを教えたりすることに有用です．個人的経験談ですが，実習開始初期にはティーチング優位の方がスムーズであるように感じます．

は実習中に主体的に行動し続け，作業療法のすばらしさを体験し，そして実習先の病院（当院）へ就職しました．現在，現場でのキャリアを積んでいますが，中堅になった今でも自己研鑽を続けていらっしゃいます．

　近年，リハビリテーションの臨床実習は指定規則の改正やクリニカル・クラークシップ（clinical clerkship: CCS）の採用等で大きく変わってきました．私見となりますが，実習地の指導者側も学生指導に課題を課せられない，問題を強く指導できない，実習時間中に課題を行う時間を提供する等の擁護的な関わりが多くなり，それに便乗するわけではないですが，学生自身も昔に比べて見学するだけで質問も少ない，帰宅後の知的好奇心による探究をしないといったお客様的臨床実習が多くなったのではないかと危惧しています（もちろんそうでない学生もたくさんいます）．これは，COVID-19による影響だけではないような実感があります．また，そのような実習を経験後に臨床に足を踏み入れることにより，研鑽は業務時間内にすべきといった職員が増えているとの声も耳にします．「日本作業療法士協会倫理綱領」[3]には，第2項で「作業療法士は，知識と技術に関して，つねに最高の水準を保つ」，第9項で「作業療法士は，学術的研鑽及び人格の陶冶をめざして相互に律しあう」とあります．現在の臨床自習のスタイルは学生の主体的学習を妨げるものではありません．学生が主体的に実習に参加し，作業療法の可能性に夢を膨らませ，そして常に自己研鑽を怠らない姿勢を獲得できるような実習を経験するお手伝いができれば，臨床教育者冥利に尽きると私は思います．

これだけは伝えたいこの章のまとめ

　臨床実習は学生と指導者，養成校教員の三人四脚です．しかしながら，多くの時間は学生と指導者間で共有されます．緊張する学生に少しでも効果的な実習を送ってもらうためには，仲間として受け入れることが重要です．これは単に優しくするということではありません．適切な課題を用意し，学生が素敵な作業療法の体験を送れれば，必然的に主体的に学び，作業療法が好きになってくれるだろうというのが私自身の体験談です．

鹿毛雅治（編）：モティベーションをまなぶ 12 の理論．金剛出版，2012

　この回では Csikszentmihalyi の書籍を示すのがいいのかもしれませんが，文献にも示す成書を読むと難解だと捉える読者の方もいらっしゃると思います．これは書籍あるある（笑）で，私もそれで読む気を失うことがよくあります．本書はフロー理論も含めたさまざまな心理学的理論をわかりやすく概説していますので，入門書としておおよその理解には最適だと思います．なお，図の説明でも書いてありますが，以前のシェーマを利用しています．フロー以外にもセルフエフィカシー等，作業療法に関係の深いものが多々ありますので，モチベーション関連の心理をざっとわかりやすく知りたい方に有用な書籍だと思います．

文献

1) 出江紳一（編著）：リハスタッフのためのコーチング活用ガイド（第 2 版）—患者支援から多職種協働までのヒューマンスキル．医歯薬出版，2018
2) Csikszentmihalyi M（著），今村浩明（訳）：フロー体験 喜びの現象学．世界思想社，1996
3) 日本作業療法士協会ホームページ：日本作業療法士協会倫理綱領．https://www.jaot.or.jp/about/moral/（2023年 5 月 23 日参照）

教育編

現在の浅田さんに，当時のことを聞いてみた

浅田さんは実家を離れてまで私の病院での実習を希望され，楽しみにしていた反面，初めての一人暮らしということもあってとても緊張していたそうです．特に学校で学んだ作業療法が実践できるのか，半信半疑のなか確かめたくて，緊張と期待が混ざっていたとのことです．

実習が始まってからは，レポートや質問でうまく言葉にできないことや考えが及ばないことも多くあったと話してくれました．しかし，否定されることがないため徐々に安心し，聞きたいこと（作業療法の話，患者との向き合い方など）が聞けるようになったそうです．その時，よく私に「顔を見ればわかる」と言われ，正直に何をぶつけても大丈夫と感じられた安心感があり，本文にもあったようにフロー状態でどんどんのめり込んで学んだことが記憶に残っているとのことです．

実習中は本当に楽しんだ思い出が多く，特に本文にもあるラーメンのエピソードで，自分も緊張しながらもクライエントの成功場面を一緒に体感し喜んだことや，クライエントがみるみる自信をつけて変わっていく姿，他の作業療法士のクライエントへの真摯な姿勢，研究のランチョンミーティングでの先輩の学びを深める姿勢を見て，「作業療法ってこういうことか！自分もこんな介入がしたい！こんな作業療法士になりたい！」等と感じみたいです．浅田さんは，学校で学んだことが理想ではなくて，実践できることが本当に嬉しかったそうです．そして，自分で実習先を希望

して思い切って行動してよかったと自分の選択を肯定できたことが自信になったようです．それまでは，緊張して失敗することを恐れていたようですが，実習で作業療法の楽しさを感じ，学内発表で後輩にトップダウンの実践を伝えたいモチベーションになったことは自分でも驚きだったということでした．

まとめると，
① クライエントに対する基本的姿勢（協働，リスクの共有等を体感した）
②「作業療法って楽しみながら行うんだ！」という自分の作業療法の理想
③ 具体的な OBP の実践スキル

を学ぶことができ，特に初めて「作業療法」を学び，楽しんだ経験が多く，実習を通して理想が具体的になり，作業療法士になる未来に希望をもったということが印象に残ったとのことでした．

実習の体験が現在の臨床に影響しているかというと，「すべて」と言っていいくらいだそうで，現在の作業療法士としての姿勢や技術の基盤となり，ご自身の実習生の指導や後輩教育にも大きく影響し，指導の時に自分の実習の経験をよく思い出すとのことです．すばらしい学生さんでした．

恥ずかしい

第 **11** 章 | 機会
誰が為の実習（養成校と実習地の両者の視点）

● **この章を読む前に**

　作業療法士の養成は，基本的に臨床で対象者に施療する知識と技術を獲得することを目的とするため，他の高等教育と比較して実践的な教育が少なくありません．その集大成ともいえる臨床実習は，養成校で学んだことを現場で体験する貴重な機会であり，学生の作業療法観に大きく影響を与えるでしょう．したがって，日頃の養成校で大切にしている教育内容を踏襲するかたちでの実習が望ましいのですが，そうはうまくいきません．今回は養成校と実習地側，それぞれの立場について赤裸々に示します．

> シーン 1

教育側の立場

　4年次の臨床実習と実習後の学内発表も終えた学生の塚田さんと江頭さんが研究室にやって来ました．塚田さんは「実習はとても勉強になりました．でも，先生！実習地でCOPMをやりたいってスーパーバイザーの先生にお話ししたら，やったことがないし，やり方がわからないので教えることができないと言われてできませんでした❶．1年生からクライエント中心の作業療法が大切だと学んできたのに悔しかったです❷」と涙を浮かべながら話をしてくれました．江頭さんも「私も面接をしたかったのですが，指導者の先生に希望をうまく伝えられず，実習中も緊張して話せませんでした❸．結局ボトムアップで実習は終了して，学校で学んだトップダウンはできませんでした❹」と残念そうな様子でした．私が「なるほど．学校で学んだトップダウンが実践できずに少し悔しい思いをさせたのは申し訳なかったね．でもボトムアップが悪いわけでもないし，実習先ではボトムアップでも作業ができるように支援をしていたよね？❺」と話すと，塚田さんは「はい」と答えました．私が「学校で学んださまざまな評価や介入は実践できたんだから，貴重な体験をさせていただけたのはよかったね❻．作業療法面接やトップダウンアプローチは非常にいいと自分は思うけど，まだまだ日本での認知度が低いから，僕らも臨床の先生方に伝えることができるように頑張るよ❼．みんなももう卒業だから，臨床に出てから面接やトップダウンを存分にやってみて．僕らもフォローするよ❽」と話すと，2人とも「わかりました」と笑顔を見せました．

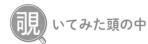いてみた頭の中

❶ 大学で推奨しているトップダウンやCOPM等は，臨床で使用されるにはまだまだ認知度が低い状態だ．臨床の指導者の方々は，知りたいけれど知る方法がないのかもしれないので，何らかのかたちで広める機会を作ったほうがよさそうだ．

❷ 大学で教育されたことを実践したいと心から思っていただろうに，悔しい思いをさせて申し訳ない．しかし，学んだことも多いだろう．よかった点にも目を向ける機会をあげたい．

❸ 臨床の方々との対話や臨床場面で過ごす経験が少ないことにより，いつものパフォーマンスができなかったのだな．体験を増やす機会を作ってあげたい．

❹ ボトムアップが劣っているという認識になっているので，そこは訂正する必要がある．塚田さんは臨床実習ではボトムアップで指導されていたので気づかせてあげたい．

❺ ボトムアップでもクライエントのことを考え，作業を支援できることを伝えたい．状況によってトップ トゥ ボトムアップのことも伝えたい．

❻ 実習地のスーパーバイザーの先生も悪気があってできないと言っているわけではないし，間違ったことをしているわけではないので，学生へのフォローが必要だ．一方で，大学側の方針と実習地側との方針の擦り合わせをしておく必要がある．

❼ 臨床の作業療法士と学生の両方が参加できるトップダウンや面接の勉強会の機会を設け，実習地に案内してみよう．臨床の方と学生が触れ合う機会にもなり，学生の緊張も解けやすくなるかもしれない．

❽ ❼の勉強会が継続され，学生の卒後教育の一つとなれば，さらにいいものになるだろう．

シーン2

実習受け入れ施設の立場

　助手さんから，「技士長，○○（養成校名）の西田様からお電話です❶」と連絡がありました．私が電話に出ると，「○○の西田と申します．（よくある電話の定型句．中略）．このたびは本学の実習を受けていただけないかと思い，連絡させていただきました❷」とご挨拶をいただきました．私は「大変な中ご苦労様です．当院はトップダウンアプローチを推奨しております．お手数ですが，先生の学校がそういった教育をどれくらいされているか教えていただいてもよろしいでしょうか？」と尋ねました．西田先生は「本学は残念ながらまだまだそういった教育が行えていない状況で，ぜひそちらの実習で学ばせていただけたらと考えています❸」と答えられま

した．私は「私は養成校の教育と臨床実習先の実践がリンクしていることが重要と考えています．学校で教えられていないことを中心に実習が進むと，学生さんが一番困惑するのではないかと思います．学生さんに迷惑がかかることを考えると，お受けするのは得策でない気がします．非常に申し訳ございませんが，そのような教育をなされてからご連絡をいただけますか❹？ その後であれば，いつでも喜んでお受けいたしますよ❺」とお答えしました．西田先生は丁重にご挨拶をされて電話は終了しました．

覗いてみた頭の中

❶ 知らない方だな．おそらく実習のお願いだろう．

❷ 実習施設が足りずに何カ所にも電話をかけて，大変な思いをされているのだろう．実習地の開拓は教員にとってストレスフルであることはよくわかる．一方で，当院では次年度の実習生はすでに 10 名以上受け入れており，収益の低下も免れることはできないだろう．それでも，新規養成校ではあるが，教育方針と病院の方針が合致するのであれば，受け入れをしてあげたい．

❸ 実習地確保に本当に困っているのだろう．しかしながら，受け入れても学校で習っていないプロセスで実習が進行するため，学生が一番困惑するだろう．また，臨床実習指導者も困惑するだろう．

❹ 何て面倒くさいことを言う人間なのだろうか自分は！ 西田先生も面倒だと思っているに違いない！ しかし，ここで受け入れると，今まで一貫してきた部門内のクライエント中心で作業中心の実践理念と齟齬が生まれてしまう．単に実習の受け入れのみの問題ではない．

❺ 教育側の苦労されている気持ちも十分にわかるし，実習は積極的に受け入れを行っている．臨床実習の受け入れを拒否するつもりはないことと，教育方針と当院の理念の一致が重要であることが少しでも伝わればいい．

シーン 3

学生・臨床教育者・養成校三つ巴の実習

臨床実習について，大学の FD ※ のグループワークがありました．看護学科の高木先生より「私たちは同行していますので，大変なんです……❶」との話があり，理学療法学科の吉田先生は「私たちはもう先方にお任せで，たまにうかがって学生のフォローをするぐらいで……❷」と実状を話しました．看護学科の高木先生は「一緒に行って目の前で見ているので，学生の問題の発見やフォローをするのは容易で

✎ 用語解説　FD
ファカルティ・ディベロップメント（faculty development）．授業内容等を改善するための組織的な取り組み．

す❸」と続けられました．終了後，私が高木先生に「そうなんですよね．実際に見ていないので私たちは実習地での学生の様子がわからないんですよね．大変でしょうけど羨ましいです」と話しかけると，高木先生は「大変ですけどね．リハさんのやり方は実習地に丸投げ状態みたいですので，確かにわからないでしょうね❹」と話されました．

覗いてみた頭の中

❶　確かに臨床時代，看護の実習は先生が同行してきていたな．時間は短いけれども，学生は先生が一緒に来てくれることで心強いだろうな．

❷　リハビリテーション分野の実習としてはおっしゃる通りだなあ．こちらはお願いしている身だし，関係性もできていないから，実習地とは恐る恐るやり取りするしかないだろうな．

❸　確かに養成校の教員がその場で学生の問題を見ることができるので，指導者にも負担をかけすぎないだろうし，学生も学校の先生とは関係性ができているからアクセスしやすいだろうなあ．何とか実現できる方法はないだろうか？　そのためには，まず実習地との関係性をよくしないと難しいだろうな．

❹　悔しいけれど，「丸投げ状態」というのはおっしゃる通りだな．いつか何とかできる方法を考えたいな．

シーン4

丸投げで何がわかる？

〇〇大学からの実習生の指導をしている田中さんから「〇〇大学って新しい実習形式を取り入れているんですけど，私たちが成績判定をすることはないんですよね❶．どうすればいいのか……」と相談がありました．私が「え，どういうこと？」と訊くと，「大学側が100％成績判定をするそうです❷．まあ口頭で伝えることはできますけど」ということでした．続けて私が「実習地の先生は，実習地訪問とか，頻繁に連絡をしているの？」と訊くと，田中さんは「いえ，通常の1回訪問のみですよ❸」と答えました．

覗いてみた頭の中

❶　この新しい実習指導方法は斬新ではあると聞いていたが，現場で一番学生の動向を見ている田中さんが成績判定に関わらないということはどういうことだろうか？

❷ 臨床実習地での学生の状態を大学がどのように判断をするのだろうか？ 田中さんたち指導者が教員とかなり密に連携をとっている可能性はある．

❸ 実習は実習施設に基本，丸投げ状態であり，通常の1回のみだけでは実習中の学生の様子もわかりかねるのではないだろうか？

　作業療法はしなやかで多様性に富みます．したがって，日本でも世界でも，さまざまな考えが存在します．代表的なものには，機能をよくして作業を可能にするという「医学モデル的な考え」と，作業を通して健康に近づくという「作業モデル的な考え」があります．シーン1では，学生が大学教育で学んだ作業モデルと実習地での医学モデルのギャップに悩んでいる様子がうかがえます．正味な話，当時の私からすれば実習地確保は至難の業であり，学生を受け入れてくださるだけでも頭が100回以上下がる思いだったため，そこまで病院側に要求することはできなかったのです．大学教員としては，大学での学びが臨床実習で活かされてほしいと思うのですが，それは夢のまた夢という感じで，学生に我慢をしていただいたという結果になっています．もちろん，実習地の教育者の先生方は精一杯やってくださったと思います．シーン1は現在より20年近く前の話で，当時は面接により作業療法目標を設定する文化が少なかったといえます．教員は学生のための教育資源の一つです．当時の私には実習地の先生方とのコネクションも十分ではなく，新しい分野である作業療法面接を行うことを円滑に依頼する技量もなかったと思います．この時，私は強烈な力不足を感じました．クライエントである学生に対して，望むものを提供できなかったということです．また，学生も卒業すれば臨床の環境要因に影響を受け，「作業を大切にするなんて誰もしていないじゃないか」と思い，教育されたことも忘れてしまうだろうと確信しました．これは教員1年目の出来事ですが，この時に臨床を組織的に変えなければならないと強く感じ，同じ土俵の上で卒業生に旗を振りたいと臨床に戻る決意をしたことを今でも覚えています．

　しかし，教員として指をくわえて待っているわけにもいけません．教育したことを実習で実践することで，学生は統合された知識と技術を効果的に獲得します．10章の浅田さんの例もそうです．そのような状況に近づけるために，私たちは，臨床家と教員との関係性構築と新しい作業モデルの知見を学ぶことができる場が必要と考えました．また，学生が過度に緊張しないように学生時代から臨床家と触れ合える機会があれば，なおよいということで，教員と臨床家有志で「作業療法臨床実践研究会」という団体を立ち上げることになりました[1]．はじめは「そんなものができるのか？」と思いましたが，手弁当かつ少人数で，教員と臨床の先生方とが触れ合う機会ができたと思います．この経験は後に「日本臨床作業療法学会」の立ち上

げにもつながります．とりあえずやってみないと経験は蓄積されません．「なければ作ればいい」は作業療法の核をなす教えの一つだと私自身は思っています．

　シーン2は自分で書いていて思わず「リアルだな……」と笑みがこぼれましたが，❶は「多くの現場の管理者の方が感じていらっしゃるのではないか？」と思います．1. 面識がない，2. 電話，3. 養成校の三拍子が揃えば，高確率で実習依頼です．受け入れ側（実習地側）の方々の想像以上に，養成校の臨床実習地の確保は至難を極めます．ですから，シーン1で示した実習地側の考えと養成校の方針のマッチングという考えは，今でも理想論の極みだといえるでしょう．受け入れ側としては，実習生の受け入れにより，取得単位数の低下や学生指導の時間の確保等，業務量負担が増えることは間違いありません．CCSが注目を浴びるようになってきてはいますが，依然として実習地側の負担が大きいことは否定できない事実ではないでしょうか？　この大変さは，いくつかの施設で実習受け入れが拒否される大きな理由の一つだと推察できます．さらに，近年臨床実習教育者の講習制度も加わったため，この研修を受けていないから実習生を受け入れることができないという，さらなる実習地確保の困難さが出てきています（一部，体よく断る理由にされている施設もあるようですが……）．そして，本稿の執筆時点では，学生の受け入れが感染のリスクを増やすというCOVID-19の影響もあり，実習地を確保することはさらに困難な状況になっています．実習地獲得の問題は，今後も続くと思われます．

　一方，基本的に臨床で多くの学生を受け入れてきた立場からすると，実習を後輩指導という責務として考えることはもちろんですが，組織的なメリットとしては最大のリクルート活動として捉えることが有用なことだと私は思います．いい実習を受けたと感じた学生は，そのまま実習地に就職をしたり，よい評判を他の学生に伝える最大の宣伝者になってくれたりするのです．無料で効果的な宣伝ができることは，事務方に対しても説得の材料になると思います．そのためにも，教育の方針が一致した養成校の学生を受け入れ，学生に効果的な実習を送ってもらうことは重要な要素といえるでしょう．この問題については両者の歩み寄りが必須ですが，現状，養成校側の努力が主となると思われます．

　シーン3と4では，これらのジレンマを解決すべき同行型実習というものを行うきっかけとなったエピソードです．作業療法の実習は，養成校からしてみれば，ほぼブラックボックスです．これはCCSになったからといってまったく変わっていません．私の経験では，実習地での学生を見てもいないのに実習経験チェックリストのみで，養成校が100％成績判定をすることを幾度も経験しました．「これで本当にいいのか？」といつも疑問に感じましたし，養成校の教員になった今も継続して感じています．臨床実習評価の信頼性と妥当性の問題もあるでしょうが（つま

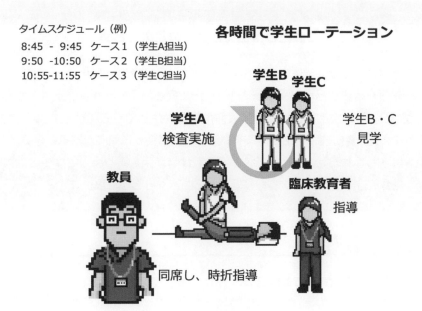

タイムスケジュール（例）
8:45 - 9:45　ケース1（学生A担当）
9:50 -10:50　ケース2（学生B担当）
10:55-11:55　ケース3（学生C担当）

各時間で学生ローテーション

学生B　学生C

学生A
検査実施

学生B・C
見学

教員

臨床教育者
指導

同席し、時折指導

図　教員同行型実習の行い方

複数名の学生を受け入れていただき，事前に十分な打ち合わせをさせていただく．実習生と臨床教育者はそれぞれペアを組み，ケースに対する検査等を1時間実施する．その他の学生はその場面を見学する．教員は一定時間，実習中の施設にお邪魔させていただき，状況に合わせて指導する．主フィードバックも教員が行う．

教育編

り，同じ学生を見てもスーパーバイザーの評価が分かれる可能性があること），現場をほぼ見ていないにもかかわらず，養成校のみの判断で成績判定することは問題ではないかと個人的に感じます．読者の皆さんもご存知のように，看護の世界では，教員が同行することが当たり前になっています．シーン3で看護の高木先生に言われた時には，納得すると同時に悔しさが込み上げました．この点に関して，COVID-19の蔓延前になりますが，私たちは教員同行型実習を行いました（**図**）．教員の負担は大きく，臨床の先生にもご負担をかけますが，クライエントを一緒に診ることで，臨床の教育者の方々と一緒に学生を支援する一助となったと感じています．現場にお任せしっぱなしにならない学生，臨床，養成校の三人四脚が実現可能な新しい実習形態を模索していく必要性があるかと思います．

これだけは伝えたいこの章のまとめ

　臨床実習の主役は学生です．しかしながら，臨床実習は現場にとって負荷となる側面があることは事実です．また，作業療法の多様性からさまざまな考え方があり，養成校と実習地間で考え方の乖離が生じている可能性もあります．それゆえに，養成校は学生の指導を臨床教育者に委ねる傾向があると思います．理想論かもしれませんが，養成校と臨床教育者が手を取り合って学生の効果的かつ主体的な学びを支援する取り組みが必要となると私は思います．

この章でお勧めする映画

山田洋次監督：学校．西田敏行主演，1993，松竹

　臨床実習については，過去に遡り数々の書籍を拝読しました．どの書籍にもすばらしいことが記載されていましたので，私自身は勉強にはなりました．しかし，心から腑に落ちた感覚を覚えたものはありませんでした．教育をテーマに考えた時，今回は何が参考になるだろうと頭をひねったところ，こんな映画観たなあと思い出しました（多分テレビで）．この映画では，西田敏行さんが演じる教師黒井先生を主軸に，さまざまな理由で学校に通えなかった方たちが，再度学びたいということで通学する夜間中学を舞台としています．学生は老若男女さまざまで，黒井先生は複雑な境遇をもつ学生に合わせた教育を実践します．その内容はクライエント中心の作業療法と重なり合う部分が多く，また山田洋次監督が日本の文化である人情というものを根底に表現されています．つまり，教育もクライエント（学生）中心であり，教員は手を抜くべからずと私自身に改めて感じさせてくれるいい映画だと思います．

文献

1）　作業療法臨床実践研究会ホームページ：研究会について．http://otcp.kenkyuukai.jp/special/?id=7954（2023年5月31日参照）

職場を選ぶ

学生や臨床で働く方々に，よくよい職場選びについて相談されることがあります．結論から言えば，私はどこがいいとは言いません．いつも「どこ行っても自分次第」と話しています．私は職場選びも人－作業－環境から考えることができると思っています．

私は作業療法士になったばかりの頃，質の高い作業療法を提供する作業療法士になるという漠然とした作業目標を掲げ，学んだ広島を離れ，関東へ出てきました．同級生たちは地元や広島あるいは九州で働く人が多く，関東へ出るという選択をした人は私以外にいなかったと記憶しています．なぜそうしたかというと，当時の研修会や学会は大都市開催が多かったためであり，これは環境要因といえます．

一方で，がむしゃらに学ぶ姿勢は常にもっており，キャリアの長い人が多くいる職場などはあまり考えませんでした．そこは自分自身の気質（人）の部分が大きかった気がします．いくら学ぶ機会が増えても，自分が受身的であれば，成長は少なかったと思います．自分がどのような人間でどのようなところに興味をもって優先順位をつけているのか？自分の特性を知ることが重要であると言えるでしょう．

また，すべての人が私のようになりふり構わずがむしゃらにできないこともよくわかります．そもそも，それがいいかどうかも別問題で，「質の高い作業療法を提供する」といった作業もあれば，人によっては「仕事をそつなくこなし，定時で帰宅してプライベートを重要視する」という作業もあるかもしれません．思い描く自身の仕事スタイル（作業）のあり方を明確にしておくことが重要だと私は思います．これらはライフスタイルによって変化しますので，余裕があれば未来をなんとなく予想できていると職場選びの一助となるかもしれません．

環境要因でいえば，自分で何かを創る自信がある方は，自由度の高い職場のほうが向いているかもしれませんし，自分が他に流されやすいのであれば，システムが整っている職場を選択したほうがいいでしょう．ただし，後者の場合は自分が変わらない限り，転職には環境要因が強く関わります．

また，環境要因は住んでいる土地，サービス提供体制（急性期，訪問，介護老人保健施設など），同僚の平均年齢，上司のタイプなど多岐にわたります．新卒の学生の方は，自分が何を重要視しているのかをよく考え，優先順位をつけてみるのもいいかと思います．

環境要因のもう一つは，優れたメンターの存在です．少し経験を積んできて，私の職場や卒業生を見てきて思うのは，そのようなメンターが近くにいる人は，ものすごく成長をしているということです．スタートは同じような能力だったとしても，メンターの有無によって成長度合いは雲泥の差になる印象を受けます．メンターとは指導

者・助言者的な意味ですが，私たち作業療法業界でいうと，もう1段階上の崇高な立場に近い「恩師」的な意味合いになるかもしれません．みなメンターと思われる方のことを話す時には，敬いつつも刺激や学びを受けているポジティブな感情が溢れ出ています．有能な方が孤軍奮闘したり，環境に流されたりする姿はよく見かけますが，メンターがいるやる気のある方が恐ろしいスピードで成長する姿も見かけます．こうなりたいと思える人に出会うこと自体幸運かもしれませんが，さらにその方と近い関係になれたらいいですね．

メンターは職場にいなくてはならないとはかぎりません．養成校の恩師でも，地域でいつでも連絡がとれる方でもいいですし，昨今の事情を考えるとオンラインセミナー等も利用できると思います．接点が多く，そして自分のやる気次第で与えられる効果は変わると思います．

私自身が現在の職場を選択した主な理由の一つに，自宅から通勤可能で立地が駅から近いという物理的環境のハード面があります．社会的環境といえるソフト面は，大学では教員の入れ替わりもめずらしくないという状況も踏まえ変化しやすいと考えた一方で，私自身の管理者としての経験からも，ハード面の変更は基本的に難しいと考えたためです．新卒から今まで，私の職場選択はこれまで振り返ってもよかったと思っています．また，不真面目な大学時代から，臨床時代まで複数のメンターに出会えたことも大きな財産だと思っています．

最後に，どの職場にも長所短所はあります．私自身も例外なくそう思いました．よく職場の不満ばかりおっしゃる方にもお会いしますが，職場選択は自分自身によるものであり，選択した責任が自分にあるということを私もいつも肝に銘じています．幸せはいつも自分の心が決めますし，人生の選択権を絶対的に阻害されるほど日本は不自由でないと思います．

第12章 | 指導
職員の教育のために叱らねばならない視点は？

● この章を読む前に

　よく勘違いされがちですが，作業療法士の仕事は作業療法だけを提供していればいいわけではありません．それゆえに職員教育は，現場の作業療法スキルから社会人としてのルール等，多岐にわたります．世の中にはさまざまなセラピストが存在します．管理者や先輩・同僚は，問題が生じないように教育や指導もせねばなりません．今回は，作業療法実践の分野にとどまらない現場の教育について紹介します．

シーン 1

遅刻

　松下さんは新人の女性で，勤務中は問題がないのですが，寝坊による遅刻が多く，本日も遅刻をしてきました．中間管理者に「技士長からも直接指導してください」と依頼され，私から話すことになりました．彼女は部屋に入るなり，「大変申し訳ありませんでした」と，いつもと違いノーメイクで，きまりが悪そうな表情❶で謝罪してきました．私が「誰にでも1，2回はミスがあるからね．それにしても遅刻が多いよね？　遅刻をすると何がまずいと思う？❷」と訊くと，松下さんは「患者さんに迷惑がかかります」と言いました．私が「その他には？」と訊くと，彼女は「リーダーさんたちに迷惑がかかります」と答えました．私は「そうだよね，松下さんが休んだことによって，リーダーさんはクライエントの時間の再設定やそれに伴う謝罪をしないといけないし，クライエントもその日の予定が変更になっちゃうよね」と言い，続けて「他には？」❸と訊きました．すると彼女は「他のスタッフの方たちに迷惑がかかります」と答えました．私は「そうだよね．他のスタッフも予定を変えないといけないよね．だから精勤であることは重要なんだよ」と言いました．さらに，「遅刻をしないためには原因を知らないとダメなんだろうけど，なんで遅刻するの？❹」と尋ねました．松下さんは「教科書を読んで勉強していたんですけど，こたつで寝てしまって，それで気づいたら朝になっていて……」と答えました．私が「しっかり休めてないよね．それじゃあ，こたつで寝るのは禁止！　布団で寝よう．それに，うとうとしながら学んでも頭に入らないんじゃない？」と言うと，彼女は「そうなんです」と答えました．私は「せっかくの時間がもったいないよ．『時間を

決めて勉強して，寝るときは布団！』を習慣化してみたら？」と言うと，松下さんは「わかりました」と答えました．最後に，「<u>次から会ったとき布団で寝てるかどうか訊くから（笑）</u>❺」と伝えました．

いてみた頭の中

❶ よほど急いできたのだろう．遅刻をしてしまったという自責の念は強いようだ．

❷ 繰り返すということは，遅刻が及ぼす他者への損害について理解していないかもしれないので確認してみよう．

❸ 他者にかかる影響はしっかり理解している様子だから，わかっちゃいるけどやめられないタイプだなあ．いずれにせよ，いろいろな人が迷惑を被っていることを，再度伝えておこう．

❹ 単なる指導に終わってしまえば意味がなくなってしまう．対策までしっかり一緒に考えるために原因を訊こう．

❺ 失敗ではなく，体調管理をポジティブに修正するように，技士長の私も気にかけていることを感じてもらい，行動変容につなげよう．今後も出会った時にテンション高めに訊こう．

シーン2

不正

　斎藤さんは4年目の職員で，他の病院で経験を積んだ後に入職してきました．彼から「技士長，寝坊をしてしまったんですが，これ何とかなりませんか？」とタイムカードを出されました．タイムカードには「8:34」の打刻がなされていました（始業は8時30分）．私が「<u>何とかなるというと？</u>❶」と訊くと，斎藤さんは「いや，<u>修正していただくことはできるのかなと，前の職場ではやっていたので</u>❷」と言いました．私が「<u>労働契約では8時30分から業務を開始になっているにもかかわらず，遅刻をしてしまった．それをもみ消してくださいと言っていることだよね．真面目にやっている遅刻をしていない他の人たちはどう思う？</u>❸」と訊くと，彼は「ふざけるなと思うと思います」と答えました．私が「<u>それは前の職場では許されたことかもしれないけれども，完全なる不正で恥ずかしいことだよ．遅刻でみんなに迷惑をかけていることを理解したなら，二度としないように社会の常識とルールを再確認してください</u>❹」と伝えると，斎藤さんは「わかりました．申し訳ありません」と反省した面持ちで答えました．

❶ 所属長に直々に話をしてくるということは，その内容が重篤な問題をはらんでいることを理解していない可能性があるため，真意を訊いてみる必要性がある.

❷ 残念ながら前職場では適切なマネジメントがなされていなかったのだな. そして斎藤さんは，これが悪い行為だということをまったく認識していない. 彼の今後のためにも，社会のルールを教授してあげないといけない.

❸ 行為が問題であることを伝えたうえで，主語を自分ではなく，他者へ変えることにより気づきを生ませ，内省を促そう.

❹ 自分がやった行為はよくないことだとストレートに強めに伝え，再発を防ぐためにも社会のルールと認識がずれていることに気をつけてもらおう.

シーン3

絶対評価

　山口さんは経験10年目の女性で，チームリーダーです. 彼女はミスなく細かいところまで丁寧に仕事をすることで定評があり，信頼の厚い職員です. その彼女からチームメンバーについての相談がありました. 「新人の高橋くんですが，勤務報告書のミスが多すぎます. <u>口ではわかりましたというんですが，何回言ってもミスがゼロにならないんです. それだけじゃなく，書類の不備も非常に多いんです❶</u>」. 私が「<u>毎回チェックして指導しているのに修正されないってことだよね. それは大変だよね. 山口さんは忙しいなか時間を割いているのにね❷</u>」と言うと，山口さんは「そうなんですよ. 本当に」と相槌を打ちました. 私が「高橋くんのミスは入職してから全然減っていないの？」と訊くと，山口さんは「<u>ほんの少しだけは改善していますが，まだまだミスは多いです❸</u>」と言いました. 私が「じゃあ，少しは成長してるんだね」と述べ，「高橋くんって，挨拶もいつも気持ちいいし，新人歓迎会の時はみんなを盛り上げておもしろかったよね. 同期で一番になるって言っていたし」と言うと，山口さんは「お調子者なんですよ. 仕事もしっかりしてから言ってほしい」と言いました. 私が「<u>お調子者か～（笑）. なるほど. でもね，ああいう元気のいいところは彼の長所だからね. でも最近あまり元気がないなと思ってたんだよ. 彼が仕事もしっかりして，調子よく職場を盛り上げてくれるといいと思うんだけどね. 僕は，彼の調子のよさを少しだけでも活かしながら指導してあげてほしいと思うんだよ. ミスは指導してもらわないといけないけど，伸びてきたところも少し褒めてあげてほしいなぁ❹</u>」と言うと，山口さんは「わかりました. できるかどうかわかりませんけど」と答えました. 私は「<u>大変な仕事で申し訳ないけど，ま</u>

あ人間だし，時には頭にくることもあると思うから（笑），自分も指導するので，何かあればいつでも気軽に言いにきて❺」と言いました．山口さんは「努力します．ありがとうございます」と笑顔で答えました．

　いてみた頭の中

❶　高橋くんのミスが多い事実にいらだっているのだろう．一方で，少し感情論になっていないかな？

❷　完璧主義の山口さんからすれば，高橋くんのミスは理解できないだろうし，ストレスがたまるだろうな．彼女の立場を思えば十分に理解できるので共感の態度を示そう．

❸　彼女基準における絶対評価のみで高橋くんを評価しているから，彼の成長を強く感じていないんだろう．

❹　このまま評価されないでいると，おそらく高橋くんは仕事がどんどんおもしろくなくなっていくだろう．相対評価も取り入れ，彼のよさを活かす重要性も山口さんには気づいてもらいたい．

❺　柔らかい雰囲気を演出し，誰もが肩肘を張って完璧でありすぎる必要性がないことを少しでも伝えよう．今回の話は山口さんが納得するレベルに到達していないかもしれないが，こちらが全面的にフォローする姿勢は伝えよう．

　今回の教育は管理に近い教育かもしれません．私の実感では寛容な職場，言い換えれば「ゆるい職場」は，雇用される側が働きやすい職場だと錯覚しやすいものです．一方で，そのゆるさが，しっかりと自己管理している者に影響を与える事態が生じると，当然しっかり者は不満に思い，職場の空気は悪くなります．「ゆるい」と「働きやすい」は同義ではなく，律するべき行動は職員教育によって修正されねばなりません．

　シーン１では，職員の遅刻が取り上げられています．遅刻は臨床現場でよくみられる事案です．遅刻には自己管理不足によるものと，止むを得ないものがあり，状況により対処は異なり，今回は前者によるものです．私見となりますが，自己管理不足で遅刻をする職員は，再発する傾向にある印象を受けます．再発する遅刻者の問題はリスクテイキングの問題に似ており，判断基準の問題とも言い換えることができるでしょう．たとえば，COVID-19の流行当初，不用意な外出あるいは飲食をするという行為に対して自粛モードが漂いました．特に私たち医療従事者には，施設等からさらに厳しい要請が出ていたと思います．その際，飲食や外出をすれば感

染するかもしれないということは誰もが理解していたと思います．しかしながら，「まあ大丈夫だろう」という判断で外出をしてしまう人が少なからず存在しました．「外食＝感染」と短絡的にはつなげられませんが，暴露（感染に晒される機会）が増えれば，感染リスクは高くなります．この背景には，「感染してしまったらどうなるであろうか？」というリスクの大きさが十分に理解できていない可能性があります．別の例で言えば，飲酒運転です．飲酒運転は，厳罰化や世論への浸透により，解雇になる職場も増えてきました．そのリスクの認知により，過去に多かった飲酒運転の数が減少した事実があります．自身が認識するリスクの大きさは，エラー行動の抑制につながることが考えられます．

　松下さんの遅刻の理由は，遊んでいるわけではなく，対象者の方のために学びを深めているという理由でしたが，及ぼす職場へのさまざまな影響を十分に理解していない様子でした．そのため，「まあいいだろう」という気持ちが強く，リスクをとるかたちになってしまったことが推測されます．理由が自己研鑽だから多めに見ようというわけにはいきません．私は，個別性も重要ですが，平等性も重要だと思っています．ルールで決められたものを遵守しないことが個別性で許されるのであれば，ルール自体はなくていいでしょう（もちろん例外はありますが）．シーン3にもつながりますが，平等性をおろそかにすると，しっかりルールを守っている人にはよく思われず，職場の社会的環境が悪化する懸念もあります．また，再発が続けば指導も続き，松下さんのモチベーションも下がる危険性があります．指導を受けて喜ぶ職員はいないといっていいでしょうが，指導は職場の教育に必ず必要な要素です．また指導する側も，よほどの物好きでなければ，指導して気持ちがいいというものでもありません．しかし，すべき人が指導をしないことにより，他の人に指導の業務負荷が加わることや，職場規律遵守の低下につながる危険性があります．だからといって，指導をアウトプットすることだけ（問題を指摘した，言ってやった等）に注力されるのも問題です．両者にとって重要であることは，単なる指導にとどまらず，行動変容を起こし，いかに再発を防ぐかという視点での教育です．松下さんはその後，徐々に遅刻の回数は減り，最終的に遅刻はなくなりました．松下さんの遅刻が徐々に減ったこと（相対評価：後述）と最終的になくなったこと（絶対評価：後述）ともに，松下さんを称賛すべき成果だと思います（もちろん，はじめから遅刻欠席をしないことが一番称賛されるべきです）．ちなみに私は管理者時代，多少の失敗は誰にでもあることなので寝坊による遅刻は1回程度なら仕方がないと言っていましたが，複数回は指導対象としていました．

　シーン2は非常に由々しき倫理的問題です．このような話は，私自身これまでに複数回耳にしたことがあります．モチベーションを下げないために優しく指導する

教育編

表　本人に自覚症状のない不正の例

タイムカード等の改ざん

申請手段以外での出勤による交通費取得（電車→自転車等）

実施時間の短縮（早く終わる）

訓練以外の時間の単位請求（物品準備に 10 分等）

リハビリテーション計画書等の理由なき後日のサインや無記載

診療記録の改ざん

のではなく，毅然と間違いを正す必要性があります．しかしながら，田中さん自身がこのことが問題であると認識していなかったことが一番の問題です（**表**）．このような勤務不正や倫理に関わる問題が許されないという教育と風土が必要です．このような状況を作るのは，本来お手本を見せ教育すべき上司や先輩が同様の不正を行っており，職場のルールとして定着してしまった結果，右も左も分からない新人がこれは問題ない事案だと認識するに至ったことが多いと思います．この社会的通念への気づきは，友人からや，転職で他の職場でのルール遵守を見聞き・体験をすることで生まれます．働きやすい職場づくりに邁進するがあまり，「主語が自分たちになっていないか？」，「社会ルールを逸脱していないか？」は常に考え，教育していかねばならない問題です．個人的に警鐘を鳴らしたいのは，**表**の「実施時間の短縮」です．これは次の章（管理編 第 13 章）でも述べますが，一番臨床で行われているのではないかと感じている不正で，問題と認識している人は少ない印象を受けます．診療報酬の通則では 20 分以上実施した場合に 1 単位となりますので，移動時間等は含まれないことに注意が必要です．

　シーン 3 は，規律管理がなされている職場ではよく体験する場面です．しっかりと規則やルールを守って業務をしている職員が，それを守らない部下や後輩職員を許せない場面にはよく出会います．報告書の記載ミスは，私自身もよくしてしまうミスですので，「本当にすみません」と思いながら書いています．しっかりやっている山口さんからすれば，「なぜできないか？」，「甘えているだけ，だらしないだけでは？」と思ってしまうのでしょう．教育しても修正されないことに対してのいらだちによって，高橋さんのその他のいい部分までも否定的に捉えるようになってしまっています．教育とは，その名の通り，教え・育てなければなりません．悪しきところは修正しますが，よいところを伸ばすことも重要です．

　私は，どのように人を評価するかには 2 種類あると思います．それは「絶対評価」と「相対評価」です．絶対評価では，ある基準が絶対的に決められており，そ

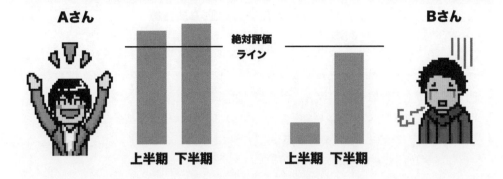

図　絶対評価と相対評価の違い

絶対評価は絶対評価の基準ラインに基づき評価をします．Aさんはラインを常に超えていますが，Bさんは超えていません．その反面，上半期と比べて下半期はどれくらいよくなったかという相対評価で捉えると，Aさんは上半期とあまり変わっていませんが，Bさんはかなりよくなっています．このように両視点から捉え，適切に助言することは，職員個人個人の成長に大きく影響します．

の基準を超えて業務を遂行できるかどうか判断するということです．シーン3では，山口さんの基準では他の職員のようにミスがゼロになるというものですので，高橋くんは絶対評価を満たしていないといえます．もう一つの相対評価は，各職員が以前と比べてどれくらい成長したかというもので，職員個々に合わせた視点であるといえます．絶対評価を超えることは，組織（ここでいうと病院）にとって重要です．しかしながら，相対評価と併用してみなければ個人の努力や成果は明らかになりません（**図**）．この時の高橋さんは，以前と比較して改善傾向がみられるということですので，相対評価では向上しているということになります．しかしながら，山口さんは仕事をきっちりできる人ですから，絶対評価に偏重傾向があるように感じます．この状況が続けば，高橋さんは「頑張っても怒られてしまうから黙っていよう」と学習してしまい，もともともっている明快な個性が活かされないままになってしまいます．ある側面の失敗でその人すべてをみるのではなく，失敗そのものを指摘し，教育する視点は重要です．Druckerは部下の弱みよりも強みに目を向ける重要性について示し，この視点を「真摯さ」としています[1]．シーン2にも共通しますが，真摯であることは教育以外の場面でも重要な資質であるといえるでしょう．山口さんも，すぐには行動が変わらないかもしれませんが，2人の関係性をフォローする他者の関わりも重要になると思います．高橋くんのミスは完全にはなくなりませんでしたが，山口さんも高橋くんの強みに少しずつ視点を移すことができ，2人の関係性は改善されました．

これだけは伝えたいこの章のまとめ

　作業療法を施療するのみならず，さまざまな課題が業務には含まれます．教育の場面では時に間違いを指摘しなくてはなりません．日本の文化では，教育的指導が苦手な部分があります．それは相手に嫌われたくないという気持ちが根底にあるからです．しかし，指摘をしないことには相手が成長できません．人を責めるのではなく，教育的視点から，冒した間違いを指摘し，修正を促すことが，よりよい教育に有用であると私は思います．

この章で役に立つかもしれない書籍

Carnegie D(著)，山口 博（訳）：人を動かす．創元社，2016
　通常の作業療法技術教育と，本章で扱われたような社会人としての教育とは，少々視点が違うと思われます．技術を教えるものとは異なり，後者の教育は，人と人との相互作用が非常に重きを占めます．それゆえ現場の皆さんが苦慮されていることを耳にします．「人をどう動かすのか？」について非常に有名な Carnegie の著書を挙げさせていただきました．自己啓発本に近いものですが，人を変えるには自分を磨くことからという意味合いで，少しはヒントになるのではないかと思います．なお，この手のビジネス書には漫画で紹介しているものも多いので，そちらも理解しやすく，お薦めです．

文献

1) Drucker PF（著），上田惇生（編訳）：マネジメント［エッセンシャル版］―基本と原則．ダイヤモンド社，2001

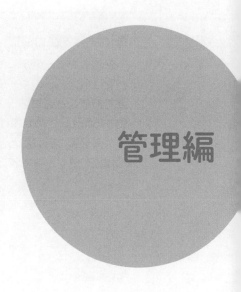

管理編

第13章

収益
適正単位数は？ 常に付きまとう収益の問題の考え方

● この章を読む前に

　管理者やリーダーに付きまとう問題に収益があります．私たちの調査では，作業療法部門管理者の悩みのキーワード上位に「収益」が挙がり[1]，健全経営のための収益管理が重要であることを物語っています（表）．取得単位等，作業療法士の働きによって収益が変動するため，この問題は職員の働き方や業務内容に深く関係します．したがって，収益は単に管理職の問題にとどまらず，全職員にとって大きな課題となります．今回はさまざまな場面でタブー視される収益問題について考えていきましょう．

シーン 1

収益

　上席の岡田さんが私の部屋に来室し，「技士長，噂によると他の病院は平均で職員 1 人当たり 20 単位 / 日以上やっているところがあるんだって．うちの病院は運営会議で報告されているのは 16 〜 17 単位ぐらいだけど，ちょっと低すぎない？●」と相談されました．私が「その病院の形態は回復期ですか？●」と訊くと，岡田さんは「急性期や回復期だね」と答えました．私がメモを見せつつ，「ここに書いたように，これがうちの職員の勤務内容ですよ．朝 8 時 30 分に始業して，ミーティングをして，職員 1 人当たり昼までに 3 人，昼からは 3 〜 4 人の患者さんにリハビリを行っています．それぞれ間に最低でも 5 分は移動や記録の時間が必要です．うちの病院は病棟でリハビリをすることが多いので，移動の時間はあまりなくても済むとは思いますが，リハ室を利用したらさらに時間がかかります．記録は 5 分では終わらない人も多いので，その場合は後で時間をとって書くことになります．何が言いたいかというと，職員 1 人が 1 日に担当する患者さんが 6 人で，患者さん 1 人当たり 3 単位だとすると 7 時間費やすということです．もちろん業務はそれだけじゃなく，サマリー等の書類作成や他職種との話し合いもあります．各個人に任せていますが，人によってはトイレや水分摂取をする時間ももったいないと思っているかもしれません．それを考えると，8 時間労働では 18 単位ぐらいが Max と考えるのが適切だと思います●」と説明すると，岡田さんは「なるほど」と言いました．さらに私が「それに，業務はそれだけではありません．道具の作製等も含まれます．そ

表　作業療法部門管理者が多く挙げた悩みのキーワード（文献1より）

順位	単語	回数
第1位	教育	60
第2位	職員	40
第3位	育成	38
第4位	収益	29
第5位	人員不足	28

れを考えると，コンスタントに20単位以上の取得を課すことが現状の勤務時間で可能だと思いますか？[4]」と尋ねると，岡田さんは「いや無理だろうね」と答えました．私は続けて，「ですよね．急性期ですと1日当たりに行う人数も増えるのでカルテ記入の数も増えます．したがって，より厳しくなるでしょう．単位数確保のために超勤（超過勤務：残業）ありきで業務を組んでいるのかもしれませんし，そもそもその労務体制は褒められたものではないと思います．仮にそのシステムでやるにしても，人によっては36協定[※]に抵触するほどの超勤時間になるかもしれません．[5]そうでないなら……」と言い，岡田さんは「そうでないなら？」と聞き返してきました．私は「推察ではありますが，単位時間を早めに終えているか，サービス残業でしょうね．そのような不正を助長するのは得策ではないと思います[6]」と答えました．すると岡田さんは「そうだね．よくわかった」と言いました．私は，「策がないわけではなく，セラピストは給料以上に収益を上げているわけですから，採用を増やせばいいと思います．人事計画はいつも言っている通りですし，順当に事は進んでいます[7]」と話し，岡田さんも「わかった．ありがとう．リハビリのことはやっぱ技士長に訊いて任せるよ」と話しました．

覗いてみた頭の中

❶ 20単位以上を行っている施設の計算式はどのようにして算出しているのだろうか？　もし当院と同じものであれば，通常業務時間内では到底できないだろう．岡田さんは他職種であり，リハビリテーション職員の職務内容を把握しているわけではないので，他からの噂に流されているのかもしれない．

❷ 急性期は回復期よりもセラピストの人数が不足していることもあり，1人のセラピストが少ない単位数で大人数の患者を担当してリハビリテーションを実施することで収益を上げている．そのため，書類等の記入に時間を多くとられ，より効率的に動けないことが多い．

✎ 用語解説　36（さぶろく）協定
労働基準法第36条に基づく時間外労働の労使協定．

❸　当院のリハビリテーション部門は，大変な中，職員一人ひとりが真摯に，至極まっとうな業務を行っていることを，ロジカルに（具体的数値を用いて）説明し，職員の気持ちを代弁して，管理職である岡田さんにわかってもらおう．

❹　岡田さんがリハビリテーション部門の業務を理解したかどうかを確認しよう．彼が発した言葉は，後に交渉やディスカッションをする際に引用ができる．岡田さんに自分の口で答えてもらおう．

❺　具体的事案をさらに追加して，岡田さんの責任が問われる労務管理等にも抵触する旨を伝え，現状の理解を深めてもらおう．

❻　❺も踏まえながら，自分の部門長としての考えを表明しておこう．

❼　岡田さんの心配事に対して，しっかり対応策もあることを説明しておこう．これまで結果も伴っているので，安心しておいていいことを理解してもらおう．

シーン2

専門職の業務

　収益を上げるための方略を問われ，岡田さんと話をすることになりました．私が「今すでに各スタッフの業務はいっぱいの状態です．これ以上に収益を上げるには，何かを削らなければなりません❶」と言うと，岡田さんは「それで？」と尋ねてきました．私は，「職員の業務を調査すると，今30分ほどの業務が自分たちでしなくてもいい業務に当たります．たとえばコピーや物品チェック，発注等，セラピストではなくてもいい業務を削れば，1人当たり30分ぐらいは本来のリハビリ業務に回せます．残業も減るでしょう．リハビリテーション専門職の代わりにそうした事務作業を担ってくれる方を雇用するコストが，当院の規定にある1名当たり約20万/月だとしても，十分に元が取れると思います❷」と話しました．岡田さんは「その業務を通常の常勤職員にあてがうのは，今は人がいなくて難しいと思うので，パートじゃだめかね？」と提案をしてきました．私は「いえ，こちらとしてみればその業務を担ってくださる方なら誰でも大丈夫です❸」と答えました．

覗いてみた頭の中

❶　岡田さんからの際限のない要求を防ぐためにも，現状でもさまざまな努力をして業務に取り組んでいることをまずはアピールしよう．

❷　具体的な業務内容を提示し，リハビリテーション専門職が自身の業務に専念できる状況が収益につながることを提示しよう．さらに，解決策に必要となる具体的な金額を提示することによって，理解を深めよう．

❸ 部門の職員となるのであれば，常勤雇用にしたほうが求職者にとってはメリットがある．しかし，岡田さんとしても譲歩して前向きに提案をしてくれている．それに，新入職員はパート契約であることに合意して入ってこられるのであろうから，この件に対して反対意見を言うことは得策ではない．

シーン3

職員あっての組織

小川さん「外来の本田さんについて相談してもよろしいですか？ <u>高次脳機能等の評価上は問題がないのですが，有効視野で気になる点があるので，実車で評価したい</u>❶と思っています」

私「なるほど，じゃあ行って来ればいいんじゃない？」

小川さん「でも，<u>単位請求ができず，3時間留守にしてしまうのですが，よろしいでしょうか……</u>❷」

私「ちゃんと考えているし，クライエントに必要なことで，望んでもいることなんだから問題ないよ．気にせず行ってこい！」

小川さん「（満面の笑みで）ありがとうございます」

覗いてみた頭の中

❶ 小川さんはいつも運転支援について学ぼうとしているし，今回の評価内容の報告もロジカルで適切だ．確かに本田さんは軽度の半側空間無視があるかもしれないから，実車評価で確かめる必要があるだろう．

❷ 収益のことを気にしているから偉いなぁ．しかし，しっかりクライエントのために考えていることであれば，採算度外視もたまにはいいだろう．それで職員が仕事を楽しみ，モチベーションが高まれば安いものだ．

管理編

　管理に少しでも関わる方は，さまざまな悩みに日々向き合っています．前述したわれわれの研究では，作業療法の部門管理者は，教育，収益等に頭を悩ませていることが判明しました[1]．特に収益の問題はシビアで，多くの管理者の頭を悩ませます．一般の職員の方は「金にばかり執着して！」と，この言葉に嫌悪感を抱く方もいらっしゃるでしょうが，収益に着目することは重要です．収益が適切に獲得できなければ，病院や施設は廃業となります．その結果，職員は給与を失い，療養中あるいは通い中のクライエントは行き場を失うことにもなります．実際，私は勤務先の病院が廃業された方を採用したことがあるのですが，自分の就職活動よりも，患

者さんの他院への搬送や申し送りやクレーム対応に追われ，最終的に退職金は出ない，次の職場は決まらない等，不安と疲労ではち切れそうになったと話をしていました．クライエントや家族は，近くて通いやすく，慣れ親しんだ利用者がいる病院や施設から，遠くの病院へ行かなくてはならない状況になるかもしれません．故に収益は大事でありますが，重要なことは適切に収益を得ることです．

　制度的には，本稿の執筆時点で1日当たり24単位（週108単位）の取得が可能です．したがって，これを根拠にリハビリテーション専門職以外（個人的に主に事務職や上長等の印象が強い）から「費用対効果を最大にするには，可能なかぎり単位を最大に取得すること」という短絡的な考えに行き着くのは容易に理解できます．しかしながら，作業療法をはじめとしたリハビリテーションの業務は単位取得だけではありません．医療の中での出来高制は，医師の診療等の一部に限られるため，収益の話の場に平均単位数の話題は挙がりやすいと考えられます．私たちの実施した研究（執筆時点で投稿中）では，現在の状況下で実施可能な平均単位数は15単位ほどであること，昼休憩時間を削って業務を行っていること，サービス残業を行っていること，一定数のセラピストが実施時間よりも早く終わっていることを明らかにしました．肌感覚で，これは事実に近いのではないかと感じています．これを行うとセラピストの1人当たりの価値を下げる（つまり，通常が業務過多の状態にあるので，正常にすれば1人当たりの取得単位数＝稼ぎが減るということ）のではないか危惧する声もありますが，セラピストの価値は収益を上げることだけではありません．よいサービスの対価として診療報酬があります．収益のためにセラピストのサービス業務や不正を黙認してはならず，作業療法士の勤務実態は改善の余地が大いにあると思います．そのためには管理者の腕が試されるのだと思います．

　不正の件に関しては，あくまで個人的見解ではありますが，相当数あるのではないかと感じています．この手の不正には2種類存在すると思われ，一つ目は不正だと気づいていない場合です（第12章でも示しました）．代表的なものに，エレベーターを待つ時間を算定時間に含めたり，物品を取りに行くために5分ほど席を外したり，そもそも5分，10分早く終わっていいだろうと思ったり，早く終わっていることに気がついていなかったりといったことです．2つ目は，多忙な業務からそうせざるを得ない状況に追い込まれている場合です．これは過度な単位数ノルマや残業指導等によるものと推測されます．結果として，昼休みを削ったり，サービス残業をしたりする職員が出てきます．これらは私にも経験があり，指示をしても修正がされませんでした．それは職員がしっかり休憩や残業をとらないという問題ではなく，システムの問題であったと反省しています．現実的に業務可能な範囲を把握して，さらに他職種や上司へ説明したうえで，業務規範に則った管理を行うことが，

自施設のみならず業界全体を健全にするための秘訣であると考えます.

　私が対応した解決策として，シーン1と2に共通することは，健全に業務を行うために，セラピストでなくとも可能な業務は無資格の助手に任せることで業務効率を上げようと試みたことでした．この結果，100人超規模のリハビリテーション科に最大6名のリハビリテーション助手を雇うことができました．諸外国にあるように，リハビリテーション職種とリハビリテーション助手では役割が違います．海外のモデルをそのまま利用するわけにはいきませんが，無資格者でも可能な業務を委託することは，一つの解決策になると思います．一方で，昼休みを削ったり，サービス残業を一定数行ったりする職員を完全になくすことは難しかったです．この背景には，自分の能力が足りないからという自責の念や，残業するぐらいなら昼休みを削ったほうがいいという認識があると思います.

　本章のシーンに共通することとしては，上司との交渉が描かれています．作業療法士は起業家でないかぎり，作業療法部門の責任者であっても，中間管理職であることが多く，上司が存在します．上司にはさまざまなタイプが存在します．さまざまなタイプ分類がありますが，社会心理学の分野で有名なものにPM理論というものがあります．PはPerformance Functionで「目標達成のための機能」，MはMaintenance Functionで「集団維持のための機能」を示します（**図1**）．いい上司

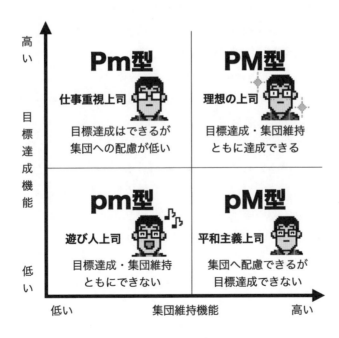

図1　PM理論

・・・

アルファベットの大文字はその上司が得意な部分を表す.

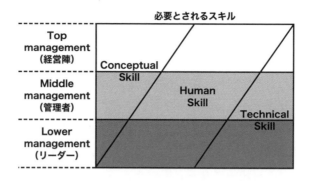

図2　マネジャーに必要な能力（文献2より）

も，なかなか思うようにいかない上司もいるのが現実です．中間管理職は，上司が誰であれ，その人に合わせて交渉をせねばなりません．いい人がいつも救われるとはかぎらず，時に実直ないい人が，いいように使われているだけになってしまうことも多々存在します．管理に立つ人はその背後に多数の職員がいるため，悩みは尽きません．上司の言いなりになることなく，自分の部署の強みと問題，そして改善により何が期待できるのかを，客観的かつロジカルに説明し，収益の問題に適切に対処する必要性があるでしょう．もちろん，このようなセンシティブな話題に関しては，これまでに構築された信頼関係も大きく影響します．そのためには，日々の真摯な業務姿勢や論理的に結果を残すことが重要です．また，社会とは事実や結果だけで何とかなるほど甘くはありません．上司に合わせた立ち振る舞い，つまりコミュニケーションスキル（Human skill）は，管理のうえで重要な能力であるといえます．これは，トップマネジャーから下位のマネジャーまですべの階層で同様に必要な能力とされています（**図2**）．

　シーン3では，収益にならない業務の例が挙げられています．職員規模にもよりますが，採算がとれないとしてもやる必要があり，職員がやりたい業務は支援するのが管理であると思います．この場合，短期的な収益は落ちるかもしれませんが，これによって小川さんはモチベーションが上がり，勤務し続けてくれるかもしれません．一方，やりたいことができないと思い続けると，職員は離職する可能性があります．この場合，しっかりとした考えと努力家の一面をもつ小川さんの損失を考えれば，多少の採算度外視など安いものであると私は思います．私の知っている話では，離職率を下げるために基本給を1万円上げた法人があります．しかし驚くことに，翌年度離職率は上がりました．アンダーマイニング効果[※]のいい例でしょう．何より，職員が仕事にモチベーションをもつ取り組みを行うことは管理の重要な要素であり，その基盤には人財が重要であるといえるでしょう．

　用語解説　アンダーマイニング効果
　　心理学の実験で明らかにされたもので，内発的に動機がもたらされたものでも報酬等の外発的な動機がもたらされると意欲が下がることを示すもの．

これだけは伝えたいこの章のまとめ

　職員やクライエントのために適切な収益を上げることは必須です．出来高制度が多いリハビリテーションの職域では，できるだけ多くの算定をする等，不正や使役を助長しやすい可能性があります．したがって，管理職のもつ役割は重要であるといえます．管理で重要なことは，収益を適切に取得するということです．不正やセラピストの過剰労働により上げるべきではなく，業界全体にわたり適切な業務管理が必要になると思います．したがって，管理職のもつ役割は重要であるといえ，クライエントに質の高い作業療法を提供し，他方で職員の成長ややる気を向上させる収益の考え方が重要であると私は思います．

この章でお勧めする映画

福澤克雄監督：7つの会議．野村萬斎主演．2019，東宝

　この映画は池井戸潤さん原作の小説を映画にしたものです．私は特にファンというわけではなく，小説も読んでおらず，サブスクリプションで何となく拝見しました．内容がおもしろく，マネジメントの観点から「なるほど」と思う箇所もあったので覚えています．ある出来事をきっかけに会社の闇が明らかになっていくのですが，劇中で主人公が「不正はなくならない」と語ったシーンは印象的で，「その通りだなぁ」と思ったことを覚えています．納得しつつも，ジョン・レノンの『Imagine』のように「すべての作業療法士が正しい倫理観を」と願ってやみません．

文献

1) 澤田辰徳，他：作業療法部門管理上の問題の傾向─テキストマイニングによる分析．OTジャーナル **55**：1196-1203，2021．
2) Katz RL：Skills of an effective administrator. Harv Bus Rev **52**: 90-101, 1974

管理編

第**14**章 | 未来
管理で支援する産前産後の労働問題

● **この章を読む前に**

　若い世代が多いと言われてきた作業療法士も，妊娠，出産等のライフイベントを迎える人が多くなってきました．これらは，わが国の過去の歴史に鑑みると，女性が主となるイベントとして捉えられがちでしたが，近年は男女に関わりなく重要なイベントとして認識されています．さらに，男性の育休取得の推奨等もあり，すべての作業療法士に影響を与えるものといえます．今回は，私が管理者の時代に行った出産・育児イベントに対する管理を紹介します．

シーン1

男性が育休をとったらダメですか？

　役職の男性作業療法士である小松さんが「以前からお話ししておりますように妻が妊娠しているのですが，出産直後に数週間，育休をとらせてもらえませんか？❶」と相談に来ました．私は「問題ないでしょ？　休む前に必要な仕事は，僕とか他の人に振っといてね．あと，小松さんが問題なければ，ミーティングで話してもらえるとありがたい」と言いました．小松さんは「もちろんです．わかりました」と答えました．

（別の日）

　他職種の年配の女性管理者から，「小松さん，男性だけど，育休とるんだって？　大丈夫？　業務回るの？❷」と話しかけられました．私が「大丈夫ですよ．というか，性別で育休をとらないって考え方が古いですよ（笑）．これからはみんな普通に育休をとる時代になるだろうし，それを職員が望んでいるんだったらやるべきですよね？❸」と答えると，「それはそうだと思うけどね．いいわね，リハビリは」と返されました．私が「職員も嬉しく思ってるみたいです．離職も減るかもしれませんし，何なら僕からも上に伝えときますよ❹」と言うと，その管理者は「確かにそれもあるかもね，ぜひ伝えといて」と言いました．

覗いてみた頭の中

❶ これまでに育休を取得した男性はいない. 育休取得は性別によらず職員の権利である. また, 時代も変わり, これからは男性が育休を取得する流れになるだろう. 役職者であり, 上層部の小松さんが育休を取得してくれることはいい前例になり, 今後同様に希望する男性職員も後に続きやすくなるだろう.

❷ たぶん老婆心から心配してくれているのだろう. けれど, 彼女自身も「男性が育休なんて！」と思っているに違いないし, 少し揶揄する気持ちももっているのだろう. それを職員に直接言われても困るので, 少しこちらの意図を伝えておこう.

❸ 職員の働きやすさを実現するためには, 男女の区別なく育休が取得できる環境が必要であるという自分の考え方に揺るぎはない. 彼女との関係性は悪くないため, この取り組みのいいところを伝えて, 彼女の部署にも波及できるきっかけ作りになるように話してみよう.

❹ 自部署の職員の気持ちを大切にする管理者なので, 職員が喜ぶことを前面に押すと響くかもしれない. 彼女がいつも愚痴を言う問題とつなげれば少し変わるかもしれない. 他部署でも利益は必ず自部署の利益につながる.

シーン2

エンパワメント

　浜名さんという出産経験があるセラピストを呼び,「お願いがあるんだけど, 最近妊娠する人が増えてきたのと同時に, 産前トラブルで悩んでいる人が多くなっているのは知ってる？」と訊くと, 浜名さんは「はい, いろいろあるのは知っています」と答えました. 私は「セラピスト独自の問題もあって, 他職種のノウハウだけでは足りないんだよね. 自分にも子どもがいるから, その経験で受け答えはしているんだけど, やっぱり, お腹が張るとか, つわりがひどいとかは体験したわけではないし, 異性だと相談もしにくいかなと思ってるんだ. 経験のある浜名さんに話を聞いてもらったほうが, 僕が聞くよりもママさん（妊娠中のセラピスト）たちは安心するかなと思うんだけど, どう思う？❶」と話すと, 浜名さんは「そんなことはないと思いますが, 同性で経験者だから確かに話せることもあるかもしれません. でも, 私は一般職ですから❷」と返答しました. 私は「ちょっとチャレンジングな内容かもしれないけど, ママさんの悩みを週1回とか, 定期的に聞いてあげてくれないかな？ もちろん業務として. それで, ママさんの業務負荷を一緒に考えてくれないかな？ 確かに浜名さんは一般職だけど, その権限は僕から与えるので心配しなくていいです. 責任は僕が負うから手伝ってもらえないかな？❸」と話しました. 浜名さんは「わかりました. そういう話でしたらぜひやってみたいです」と答えました.

管理編

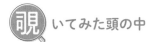 いてみた頭の中

❶ 「餅は餅屋」ではないが，実際に妊娠・出産を体験している浜名さんが相談役に回ってくれることは，ママさんたちにとってピアサポートにもなるし，かゆいところにも手が届くだろう．浜名さん自身も，もともと役職に近い存在で，リーダーシップがある人だったけれど，育児との兼ね合いで時短勤務を選択され，仕事のやりがいを模索していた．勤務時間内に業務が終わる設定にすれば，彼女にもよりよい体験になるに違いない．

❷ ありがたいことに，自分が相談を受けることをポジティブに受け取ってくれている．一方，一般職が管理職のように話をすることについて，少し不安を抱いている様子だな．そこをフォローしてあげる必要性があるな．

❸ 浜名さんにこの業務をエンパワメントすることにより，ステップアップをしてもらいたい．権限を移譲することで立場を保全し，彼女が好きに動け，かつ，丸投げしないでフォローすることも伝えよう．

シーン3

託児所がないっ！

　病院には託児所がありませんでした．そのため職員は未就学児を預かってくれる施設探しに翻弄しており，育休明けの復帰の阻害因子になっていました．私は事務長に「託児所は何とかなりませんか？」と幾度もお願いをしましたが，事務長からは「いや，技士長．気持ちはわかるんだけどスペースがね……．一応都会だからね．土地に限界があるよ❶」と返答をされていました．私はママさんスタッフを呼び，「たとえば，家から子どもを連れてきて託児所に預けるのと，家の近くの託児所に預けられるよう金銭援助をしてもらうのとどっちがいいと思う？❷」と尋ねたところ，すべての職員が「家の近くのほうが楽です」との答えだった．私は人員確保に悩む看護部と相談して❸，事務長に「ママさん職員のために，託児所の金銭援助をしてもらえませんか？」とお願いし，一定金額の資金援助をしてもらえることとなりました．数カ月後に人事報告を事務長にする際に，ママさんセラピストの退職がゼロであることを伝え，「事務長が資金援助のシステムを作ってくださったおかげです」と感謝の意を伝えました❹．

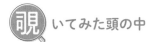 いてみた頭の中

❶ 託児所の設立は難しいだろう．しかし，問題を解決に近づけねばならない．そもそも，自宅から離れた職場まで未就学児を連れてくるのはどうなのだ？　病院近く

に住んでいる職員は少なく，皆，公共交通機関を使って通勤している．そうなると，混雑する電車やバスで未就学児を連れてくるのは大変じゃないか？ 確か他部署では金銭援助もあったはずだし，人材流失防止に投資することの重要性とスタッフが足りないことは事務長もよくわかっているはずだ．

❷ 自分がいいと確信していることが職員にとってもいいことだとはかぎらない．必ず当事者たちの意見を聞いて確認する必要がある．

❸ リハビリテーション科のみで話をするよりも，同様の理由で苦しんでいる大規模部署の看護部と結託することは交渉の成功率を上げるだろう．

❹ 純粋に事務長のおかげであるという感謝を言語化して伝えよう．そして，また次の交渉にもつなげていこう．

シーン 4

みんなあってのリハビリテーション科！

　浜名さんにお願いしたプロジェクトも軌道に乗り，10人以上のママさんセラピストが誕生しました．皆，2人目のご懐妊等，嬉しい報告が続いていました．プロジェクトは主要メンバーが3人となり，さまざまな働き方支援が行われていました．そんな中，浜名さんの産休中にプロジェクトリーダーとなった松本さんから相談がありました．

松本さん「相談してもいいでしょうか？ <u>ママさんのプロジェクトも軌道に乗ってきて❶</u>，<u>さらにママさんたちが働きやすくしたり，働きがいがあるようにしたりするように，ママさん全員で会議をしたいと思っているのですが❷</u>，よろしいですか？」

私「なるほど．いろいろ考えてくれているんだね．何でそういうことになったの？」

松本さん「やっぱり，<u>子育てとかが忙しいんですけど，知識や技術を増やしたり，もう少し自分がやりたいことをやって，ママさんたちが輝けるようにしたいんです❸</u>」

私「そうなんだ．わかった．それはママさん限定のことを考える会みたいなものかな？」

松本さん「そうですね．<u>今のところママさんだけです❹</u>」

私「なるほど．<u>ママさんが輝けるようになるのは大賛成だよ❺</u>．少し話はずれるかもしれないけど，<u>ママさんたちは優先的に土日等，休めているよね？ ママさんはどう思っているのかな？❻</u>」

松本さん「そうですね．みんな本当に感謝しています．<u>スタッフの人たちが配慮してくださって優先してくださるので……❼</u>」

私「そうだよね．みんな考えてくれてるよね．たぶん『私も土日休みたい!!! 』と

管理編

思う時がある人もいると思うんだよね．それをみんな譲ってくれていると思うんだ．だからママさんだけでなくて，スタッフみんなが輝けるような取り組みを考えてもらいたいんだよね[8]」

松本さん「そうですね．ママさんだけでなく，職員みんなのことを考えるべきですよね．たぶん，みんなわかると思います．ママさんも他の人も輝けるようなことを考えてみたいと思います」

覗いてみた頭の中

❶　松本さんが話すように，ママさんたちのおかげで彼女たちの働きやすさは激増した．感謝！

❷　ママさんたちが働きづらいと思うことがあるのかな？　だとしたら業務改善をせねばならない．会議の時間をとることで，取得単位も下がる．リーダーさんたちが気にするだろう．とりあえず話を聞こう．

❸　みんな真面目にクライエントのことを考えてくれて嬉しい．子育てとかで大変なのに，彼女たちを大切にすることは職場のためになるだろう．一方で，ママさんたちだけだとしたら気になる．ただでさえ，ママさんは行事やお迎え等いろいろあるので，休み等も優先的に彼女たちに譲る風土が当科には根付いている．他のスタッフにも思うところがあったり，自分たちもママさんたちみたいに優遇されたいと思ったりしている人もいるだろう．けれど，ママさんたちを思って優先してくれている．他のスタッフへの感謝の念をもってもらいたいな．お互い感謝の気持ちを忘れたらよくないだろう．ママさんたちが「自分たちだけよければ」とは思っているわけではないだろうが，自分たち優先の気持ちが強すぎても困るからもう少し訊いてみよう．

❹　ママさんだけとしてしまうと，ひょっとすると他スタッフとの間で思いに齟齬が生じるかもしれない．他のスタッフが配慮してくれていることは皆わかっていると思うので，ママさんたちだけでなく，全体のことを考えてほしいな．それだけの能力が彼女たちにはあるだろう．

❺　希望通りの提案が通らないと思われないためにも，ママさんたちが輝くことは重要なので，その点は賛同していることを伝えよう．

❻　他のスタッフも本当に配慮してくれている．彼女たちも感謝の念をもっているはずなので，今一度気づいてもらおう．

❼　やはりわかってくれていた．いい職員だな．

❽　職員の気持ちを代弁するのは管理者の役割だ．お互い感謝の気持ちを忘れたらよくないだろう．職員みんな揃ってのチームなので，それを考えるチャレンジをし

てもらおう．そのためなら収益が落ちても，後の利益につながるのでかまわない．

　これらは約 10 年前のエピソードですので，時代は変わり，今ではどの職場でも当たり前の取り組みかもしれません．しかし，シーン 1 で取り上げられた男性の育休取得は，当時，非常にめずらしい事案でした．作業療法は障害の有無で人を理解しませんが，それと同様に男性女性で判断してはならないことも多々あります．ノーマライゼーションや SDGs を推奨するのであれば，このような身近な視点の管理の問題から取り組めることもあると思います．

　また，新しい取り組みをすれば，古株やさまざまな人から嫌味や妬み等を言われることも少なくありません．私は，きれい事ばかりで済むほど楽なものはないのがリアルの社会だと感じています．恵まれた職場にいらっしゃる方のお話もよくうかがいます．そのような方は大抵，他の職場に移るとご苦労をされます．人 - 作業 - 環境の PEO モデルで考えれば，環境に助けられている管理（作業）は，環境に依存します．管理者の能力（人）が高ければ，環境の不十分さを補い，管理する（作業遂行）ことができるかもしれません．

　シーン 2 では，産前トラブルへの対処システムについて，浜名さんがエンパワメントされる姿が示されています．リハビリテーションセラピストの産前トラブルは，思いのほか多く起こります[1]．また，エンパワメントは，作業療法の世界ではクライエントの能力が引き出されて，よりよい自分になる力が湧き出てくるような意味をもちますが，ビジネス用語では，それらよりも権限委譲の意味として利用されることが多いです．ここでの浜名さんのエンパワメントは，両者の意味があったと思います．私は浜名さんに権限委譲をしましたが，浜名さんもこのプロジェクトをやりたいと思っていたので適材適所だったと振り返っても思います．このプロジェクトは「こうのとりプロジェクト」と名づけられ，私は定期的に話を聞いていました．プロジェクトは浜名さんを主体としてシステム化され，産前の面談や業務負荷の設定のみならず，その後，産後復帰した職員のための業務内容の変遷の記録の作成（**図 1**）や産後の育休明けの職員の働き方相談および相談員の拡大にまで発展しました．これらは私が指示することはほぼなく，彼女たちが自発的に構築したもので，職員の力を見せつけられました．信頼して任せることで人は成長するなと実感させられた忘れられない出来事です．

　シーン 3 はトリッキーな内容ですが，問題の本質をどう捉えるかがポイントです．職員のための資金的支援は，組織母体が大きければ大きいほど簡単でない側面があり，私もそうでした．逆にいえば，容易にできる職場は恵まれているといえるでしょう（上記環境要因が優れている）．私のように難しい場合は視点を変え，問

管理編

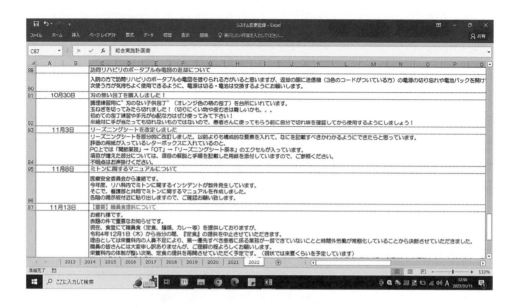

図1　産後プロジェクトで生まれた変遷記録の例（現在）

（イムス板橋リハビリテーション病院　小瀬先生ご提供）

・・

産休・育休中に変化した職場のシステムがわかるようにしてある記録．復職したら浦島太郎状態で状況がつかめない職員の混乱を少しでも回避するために作られた．

題の本質を捉え，解決可能なレベルまで引き下げて考える必要性があります．これは作業療法の考え方と似ています．回復しなければ自助具を使えばいい，やりたい作業がどうしても難しければ，それと同等の意味をもつ，クライエントが望む作業に変えてみる等です．この場合は人員確保に苦しむ看護部とタッグを組んで交渉に当たっています．そのためにも常日頃，他部署や交渉先との信頼関係の構築は重要となります．また，基本的に費用対効果を考え，十分に効果的であることを説明できているのは当たり前の話です．これにより，子ども1人当たり上限月3万円の支援をしていただけることになり，子育て世代の職員の退職はほぼなくなり，いまだに感謝されるシステムの一つです（**図2**）．

　シーン4は，困った時は助け合い，お互い感謝の風土を作るための話です．子育て世代の人は，保育園のシステムや行事等により，土日休みを希望する人が少なくありませんでした．風土として，パパさん，ママさんを優先するというものがありましたが，「他の職員の人たちも同様に休みたいけれど譲ってあげている」という善意が前提にありました．この善意はすばらしいと思いますし，私自身も嬉しく思っていました．しかし，ママさんたちも輝くことは重要ですが，組織の成熟にはお互いの信頼と尊敬，感謝が重要だと思います．子育て世代でない人たちも仕事が

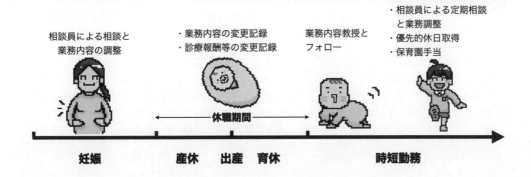

図2　産前産後プロジェクトの主なフォロー内容

しやすい環境が重要だと思います．ママさんたちは私の願いのように，職員への感謝を新たにしてプロジェクトを進めてくれました．

　国の方針や私たちの取り巻く医療・福祉の業界からみても，超高齢社会に対してかなりの支援が行われています．もちろん，これらはすばらしい制度で，大切ですが，都市部では託児所待機の問題はいまだ解決されず・子育て世代への支援はかなり不足しているのではないかと思います．未来の支え人たちが働きやすい環境をいかに整えることができるかは，各職場からのアプローチからもできると私は思います．

これだけは伝えたいこの章のまとめ

　若い世代が多いと言われているリハビリテーション業界ですが，時代は変わり，子育て世代が多数を占めるようになりました．今の日本の先行きは決して明るい様相ばかりでもありません．今後は税金の増加や社会保障の軽薄化，そしてセラピストはダブルインカム（夫婦共働き）がデフォルトになるかもしれません．そのような中，持続可能なセラピストの将来を管理の面から作ることは重要であるといえると私は思います．

管理編

この章で役立つ漫画

東川アキコ：ママはテンパリスト (1)．集英社，2008

　経験のない人には，産前や産後の育児と仕事の両立の大変さが伝わりづらいかもしれません．また話題として重くも扱われがちです．この漫画は，作者の出産・育児に関する大変さを愉快・痛快に紹介している人気作です．私も妻の購入したものを読んだのですが，抱腹絶倒でした．男性にも，また若い世代にも，楽しんで学べるものだと思います．育児という戦場の渦中にありつつ働いているセラピストの方が多々いらっしゃる事実がありますので，それを理解するには気軽に取り掛かれるものでないかと思います．

文献

1）　平岩和美：理学療法士・作業療法士の育児および介護に関する先行研究と課題．健康科学と人間形成　**4**：25-34，2018

第15章 連携
医療職の大きな悩みの一つ，他職種連携を促す！

● この章を読む前に

　私たちは医療・福祉のチームですから，作業療法士のみでクライエントを支援することは効率的ではありません．さまざまな守備範囲をもつ専門職チームという環境要因があってこそ，クライエントへの効果的な介入が可能となります．多職種連携は難しい課題ではありますが，自分たちの主張だけをするのではなく，相手を尊敬して認めることが重要だと私は思います．この章では連携という，医療職の業務の中で最も難解な問題について取り上げてみたいと思います．

シーン 1

看護師のやりがい

　看護師の嶋田さんがカンファレンス後に「回復期って，リハビリは花形かもしれませんが，看護師のやりがいってイマイチわからないんですよね．ICUとかと違うし❶」と話しかけてきました．私が「なるほど，確かにそうかもね．何がいいかはその人次第だけど，リハビリテーション病院の看護師もやりがいはあると思うよ」と話すと，嶋田さんは「え，何ですか？」と尋ねてきました．私は「たとえばADLは作業療法士が介入しても生活につながらないことがよくある．看護師さんたちが病棟でやってくれるからFIMの点数が上がるんだよ．この改善は看護師さんの力だと思うよ❷」と答えました．嶋田さんは「へー，作業療法士の成果かと思っていました」と答えました．私が「看護師さんたちがいないと始まらないよ．自分たちは夜勤がないしね．夜間帯の状況を知って介入するのも非常に重要なんだよ❸．さっきのカンファレンスでも，嶋田さんは夜のトイレで患者さんの大変な思いを共有したことを話したよね？　それは嶋田さんがやりたがっていた『寄り添う看護』だと思うよ．夜間の問題を見逃すと，自宅で本人と家族が大変な思いをしちゃう．リハビリテーション病院の看護師さんは，患者さんが生活に戻るための要だと思うし❹，患者さんのことを第一に考える嶋田さんみたいな看護師さんと一緒に仕事をしたいと思うよ❺」と話すと，嶋田さんは「なるほど．少し仕事にやる気が出ました！　もっと患者さんの生活に密着します」と笑顔で答えました．

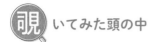 いてみた頭の中

① 嶋田さんはいつもクライエント中心で考えているいい看護師なのに，回復期での看護師の業務に疑問をもっている．確かに，ICU やオペ室の看護師は花形で，よく見えるのかもしれない．でも嶋田さんの介入は専門性がある．それに気づいていない．

② ADL の改善は，看護師の協力がないと習慣化が難しい．リハビリテーション看護の観点からの看護師のやりがいや自分の成果を感じてもらおう．

③ 看護師の働きに感謝と尊敬の念をもっていることを表出しよう．

④ 嶋田さんの最近のよい場面を例に出し，彼女の看護師としての行動がいろいろな人に有益であることを伝えよう．

⑤ 嶋田さんの看護師としての働きぶりが他職種から評価されていることを率直に伝え，専門的な仕事に少しでもやりがいを感じてもらおう．

シーン2

ソーシャルワーカーの専門性

ソーシャルワーカー責任者の増田さんが「ベッドコントロールの話を上層部の人たちから強く言われたんですけど，私たちは入退院係じゃないんです！もっと私たちの本当の業務をしたいんです❶」と怒った口調で話をしてきました．私が「なるほど，医療相談という仕事は，本来なら一番患者さんの近くで寄り添って話を聞く仕事だよね❷．何でそう思ったの？」と尋ねると，増田さんは「看護師もリハビリも，みんな私たちを入退院係だと思っています！」と答えました．私が「そうか，それは申し訳ないね．じゃあさ，今度リハビリ向けに増田さんたちの本当の専門性について伝える研修会をやってくれないかな？❸」と言うと，増田さんは「いいんですか？」と答えました．私は「もちろんだよ．あと，自分は事務職員がベッドコントロールをしていいんじゃないかなと思っているんだよ．自分からも上層部に言ってみるよ❹」と話しました．

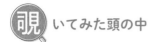 いてみた頭の中

① よほど立腹しているのだろう．自分たちの専門性を否定されて，専門外の仕事を押し付けられて苦しんでいるんだろうな．

② 彼女たちの仕事の本質や専門性を理解している者がいることを伝えよう．そのうえで，彼女たちが感じていることを傾聴しよう．

❸ 自部門のスタッフへの教育が足りずに不快な思いをさせたことは率直に謝罪をしよう．そのうえで，ソーシャルワーカーの専門性をしっかり学ぶことで職員間のチームアプローチを促進するきっかけを作ろう．

❹ 専門職の役割を認識し，業務に邁進することは，職員・病院・クライエントにとっていい結果となる．増田さんが上層部に感情的に話をしても伝わらないだろう．比較的信頼を置かれている自分も代弁したほうがうまくいきそうだ．

シーン 3

理想と現実

　作業療法士の市川さんが「私のクライエントは職業ドライバーで，運転復帰しないと仕事に戻れないんです．入院中の検査では大きな運動・認知機能に問題なく，院内の移動は独歩で自立している方なのですけど，主治医の先生が脳損傷後は 3 年間運転してはいけないから，運転の評価をする必要性がないと判断されていて，本人も私も途方に暮れているんです……❶．何とか先生のお考えが変わるといいんですけど……．他の先生に診てもらうことはできないですかね？❷」と相談してきました．私が「なるほど．先生にもお考えがあるだろうから，そう考え方は変わらないだろうね．その方は傷病手当等もらって，しばらく仕事が休めそうなの？❸」と訊くと，市川さんは「はい，1 年半は（傷病手当をもらいながら）休めるそうなので，あと 1 年ぐらいですかね」と答えました．私が「なるほど，退院日はいつくらい？」と訊くと，市川さんは「あと 1 カ月ぐらいですね」と答えました．私は「よくわかった．退院してから運転の評価ができないか相談してみるよ」と話しました．

覗いてみた頭の中

❶ 主治医の先生は，脳卒中を発症したすべての人は 3 年間運転してはいけないという考えをもっていて，以前違う患者さんでも運転再開でトラブルになっていた．脳卒中の再発という観点からは理解できなくもない．一方，評価でしっかり見極めるのも重要かもしれない．しかし，法的に医師の指示のもとで作業療法士は医行為が可能となるため，指示には従わねばならない．

❷ 過去の経験から，医師の考えは変わらないだろう．一方，クライエント側から主治医の選択ができるシステムにしているわけではないので，この医師か否かで仕事への復帰が左右されることは倫理的な問題にもなりかねない．

❸ 問題の本質はクライエントの発症後の運転技能を見極め，可能であれば職業復帰することであるため，職場の理解や退院日を確認しておく必要がある．主治医の意向を考えると指示は入院中のみだろうし，退院後のことは関与されないだろう．

クライエントが退院後に速やかに運転評価ができるように，院長および診療部長と相談して，段取りを整えておこう．

 シーン4

他職種から見る作業療法の専門性

　作業療法士のリーダーの東田さんから相談がありました．

東田さん「うちの班の伊藤さんが悩んでいまして，ある患者さんについて，理学療法士の小池くんからもっと上肢機能訓練をやるように言われているらしいんです．伊藤さんが上肢機能訓練をやっていないわけではないですし，本人も家族も今はトイレ動作の自立を望んでいますので，彼女のアプローチが悪いわけではないと思うんですよね❶」

私「そうか．話を聞くかぎりは伊藤さんのアプローチはよさそうだけど．彼女はそのことを小池くんに説明できないんだろうね❷」

東田さん「そうなんです．先輩ですし，言いづらいのでしょうね」

私「なるほどね．小池くんはなぜそう言ったのだろうね？」

東田さん「小池くんは機能面の改善にかなりハマっているらしいのと❸，作業療法士＝作業よりも，作業療法士＝上肢と思っている節があるので，上肢機能に時間を費やさないことが信じられないようです．私から少し話をしようかと思ってますけど……❹」

私「なるほどね．まあ，小池くんもモチベーションが高いところはいいよね．どちらもクライエントのことを思って言っているのだと思うけど．まあ，他職種の専門性に踏み込むとお互いに厄介だね．今度リハビリテーションカンファレンスがあるので，それまでに理学療法士の（リーダーの）石川さんと相談して，その際にアドバイスしてあげたらどうだろうね？❺」

東田さん「そうですね．石川さんから意見をもらえたら，小池くんも変わると思います．ありがとうございます」

いてみた頭の中

❶　伊藤さんはクライエントに真摯に向き合う作業療法士だし，自分の意見を押し通してやっているわけではなさそうだ．小池くんの言い分も聞かないといけないだろうが，この話を聞くかぎり，伊藤さんのアプローチ自体の正当性はある可能性が高い．しかし，どちらもクライエントのことを思って話しているのだろう．

❷　伊藤さんは外に向けて主張するタイプではないし，小池くんのほうが経験は長い

ので，言えないだろうな．このまま放置すると，つらい思いをするかもしれないな．

❸ 機能改善の技術を磨くこと自体はまったく悪いことではないな．ましてや理学療法士だったらなおさらだ．

❹ 作業療法士の東田さんから理学療法士の小池くんに話をしてしまうと，構図が伊藤さんと小池くんと同じパターンになるので注意が必要だ．少し提案してみよう．

❺ カンファレンスの場であれば，みんなで自然に介入方針の話し合いができるので，2人とも身構える必要性がない．石川さんは作業療法の専門性をしっかりわかっているし，小池くんからも人望がある．同職種の石川さんから意見をもらったほうがすんなり小池くんは理解できるだろう．石川さんと東田さんも強い信頼関係があるから，事前に相談すれば，おそらく問題は解決するだろう．

他職種連携の実践や教育に関する研究は多くなされています．それは裏を返せば，それだけ悩ましい問題であるからだといえます．他職種連携とは，2人以上の専門職がお互いについて学び，協働してケアの質を向上させることを示しています[1]．そのためには，自職種や他職種の専門性を理解し，相互に信頼し，良質なコミュニケーションのもとに協働することが重要であるといわれています[1,2]．まずは相手の職業を理解し，尊敬の念をもつことは，他職種連携の重要な基盤であるといえるでしょう．

シーン1では，リハビリテーション病棟で働く看護師の苦悩を描いています．他の領域で働いてきた看護師であり，リハビリテーション病棟には明確なロールモデルとなる上司や先輩がいなかったりすると，アイデンティティクライシスになる場合があります．特に回復期リハビリテーション病院では，生命の危機を脱した対象者が多いことや，包括的医療のため，時に積極的な医療処置ができる設備がないことが少なくありません．そのため，他の領域のように医学的処置が頻繁になされない場合があります．特に急性期病院のICUやオペ室等を経験した看護師にとっては物足りなさを感じる場合があり，私も昔からこのような話を耳にしました．

リハビリテーション看護にやりがいをもち，実践する好循環を創るのは，看護部だけの役割ではありません．特に看護と作業療法は，学問的位置づけからも親和性が高いといわれています（図）[3]．実際，いくら作業療法士が介入をしたとしても，病棟生活を支援する看護師の支援がなければ，効果的なADLの向上は期待できません．また私たちが頻繁に利用するADLのゴールドスタンダード，FIMの正確な点数は，夜間帯の様子を観察している看護部の力なくしては採点できないのです．私は回復期リハビリテーション病棟の実績指数開始前から，病院全体でFIM制度を作り，その採点精度を上げるためにFIM委員会を作りました．そして，FIM委員長

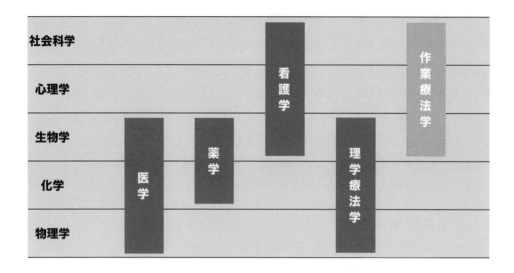

図　宮前の提唱する学問の序列と各専門の中核領域（文献３より筆者作成）

看護学と作業療法学領域は類似する中核領域をもつ．

を FIM 採点に熱意のある看護師さんにやっていただきました．彼女の努力により，看護部の FIM の精度は格段に上がりました．シーン１のように，看護師の実践に対する作業療法士からのフィードバックや尊敬の念を送ることで，看護師のモチベーションを高めることができるかもしれません．そのような行為は，逆に看護師から作業療法士への正のフィードバックとなり，返ってくる種まきになるかもしれないのです．

シーン２も意外に知られていないソーシャルワーカーの本質です．私の学生時代の臨床実習で，ベテランのソーシャルワーカー（社会福祉士でしっかりとソーシャルワークをしていた）の方が，「世の中の９割のソーシャルワーカーが入退院係になっている」と話されたのを覚えています．私自身，作業療法のアイデンティティに悩んできた経験があります．それと同様のことを彼らは感じており，彼ら自身の専門性を活かした業務を応援したいと常日頃思っていました．自部署に他職種の専門性を教育することは，円滑な多職種連携の基盤となると思います．私の管理者時代，医療相談室は私の管理下でしたから，上層部と交渉をして，入退院専門の部署（事務職が主）を設立してもらいました．

シーン１と２に共通することは，職業的アイデンティティとしてのジレンマだと思います．シーン１では，嶋田さんの看護師としてのリハビリテーション看護の専門性がみえなかったこと，シーン２では増田さんのソーシャルワーカーとしてのアイデンティティと病院が期待する役割とのギャップです．前述のように私も悩み

ましたが，そのうえでアイデンティティを確立したからこそ，他職種の専門性にも興味を抱き，その悩みに積極的に寄り添えたのだと思います．作業療法のアイデンティティに悩むことも無駄ではなかったと思います．

　シーン3は医療ヒエラルキー，今時の表現をするのであれば，医療カーストとでもいいましょうか．私たちは基本的に医師の指示のもとで作業療法を行います．私たちの作業療法は法的には医行為で，医師の指示があり初めて可能となるということです．現在，私は定期的に臨床に出ており，医師の方々と信頼関係のもと本当に円滑に作業療法を提供することができており，感謝しています．医師からの信頼を勝ち得るための知識・技術をもつことは重要です．しかしながら，社会はそう甘くはありません．いい上司や環境に常に恵まれないのと同様に，どうしても相容れない場合もあります．問題はクライエントが倫理的に不利益を被ってしまう場合です．その際には，問題の本質を捉えることが重要です．短絡的な解決ではありません．自分の資源を活かして，介入可能な範囲まで落とし込んで問題を解決する．そのような能力が管理者には求められます．そのためには，他職種に機嫌よく振る舞う，困った時に手を差し伸べる，新しい知識を身につける等，さまざまな引き出しから資源を活用することも，その土台づくりも重要だと思います．

　シーン4もよく耳にする話です．私は学生自体から理学療法士の仲間が多く，彼らを心から尊敬しているということを前提に話しますと，私の経験では若手理学療法士が作業療法士に対して意見をする機会が多いようです．この背景には，理学療法士と作業療法士の業務内容が重複しやすいということと，それに加えて理学療法士が作業療法士の専門性についてよく知らないということが考えられます（作業療法の専門性を明示できない作業療法士もいるという事実もありますが）．今回の小池さん（理学療法士）もそうだったのでしょう．この問題を他職種（作業療法士）の東田さんが指摘してしまうと，結局同じ構図になってしまいます．各職種のことは各職種が一番よくわかっているからです．さらに，リハビリテーション職種は職人ですので，自分の信頼する人からの意見は比較的話が入りやすくなります．したがって，この場合，同職種（理学療法士）の石川さんからのカンファレンスでの助言は最適なアプローチの一つだったといえるでしょう．

　少し外れますが，他職種連携や職場内での懇親に飲み会を利用すべきか否かという議論があります．一昔前であれば必須でしたが，プライベートを制約する権利は誰にもありませんので，現在は状況によりハラスメント等にもなります．私は，結果としてみんなが仲よくなれば（連携がうまくいけば）何でもいいんじゃないかと思います．私自身，管理職時代は他職種の管理職を集めて定期的に飲み会を開催していましたが，酔いに任せて演説をし看護師長や相談室長を感動で落涙させておい

て翌日には何も覚えていないという笑い話もあり，そんな失敗体験も連携はとりやすくしてくれました．いずれにせよ，定時後になりますので，業務とは一線を画す必要があると思いますが，そういうことが得意で，結果につながる方は行えばよく，そうでない方はやらずに違う方法を考えればいいだけの話なのではないかと私は思います．

これだけは伝えたいこの章のまとめ

　他職種連携は，私たちの業務の中で最も難しい課題の一つであるといえます．その解決には，お互いの専門性を知り，信頼し，日々助け合う姿勢が重要であるといえるでしょう．それぞれが専門性を発揮すれば，守備範囲が広くなり，サービスの質は向上すると思います．そのためにも「餅は餅屋」に任せるという風土を醸成していくことが重要であると私は思います．

この章で役立つ文献

WHO (World Health Organization)：Framework for Action on Inter-professional Education & Collaborative Practice. 2010

　他職種連携にはさまざまな文献や書籍がありますが，これはWHOが出している他職種連携教育（IPE）についての報告書です．WHOのものですので信頼できるといえるでしょう．ここでは，IPEは2つ以上の専門職者の学生が共に学び，お互いのことを学び合いながら，効果的に協働し，健康状態を改善することと定義されています．この報告書では，他職種の信念の理解や尊重が含まれており，他職種連携とは何かを理解することができます．

文献

1) Donnelly C, et al：The integration of occupational therapy into primary care: a multiple case study design. BMC Fam Pract **14**(60): 2013, doi: 10.1186/1471-2296-14-60.
2) Mason VC, et al: Occupational therapy employers' perceptions of professionalism. Open J Occup Ther **6**(1)：Article 9, 2018
3) 宮前珠子：作業療法の学問的位置づけと21世紀の展望. 広島大学保健学ジャーナル **1**(1)：11-15, 2001

● **この章を読む前に**

　管理という言葉を聞けば，"上のほうの人たち"の話だと思いがちです．確かに上層部の職員は管理との親和性が高いですが，だからといってキャリアが少ない人に関係がないことではないのです．個人で対応できる問題もたくさんあります．問題を改善するためには，個人レベル・組織レベルでの改革が必要になります．最終章は，印象に残っている改革を五月雨式に振り返りたいと思います．

シーン 1

評価がない??（療養型病床群での場面）

　新しく療養型病院に入職しました．毎日，リハビリテーションの機能改善の研鑽ができ，皆さん丁寧に教えてくれます．入職してよかったと感じます．療養型だけあって長期入院の方々が多いですが，カルテを見ると評価表がありません❶．上司に訊くと，「みんなそれぞれが好きな評価をしているよ❷」と話しました．

覗 いてみた頭の中

❶　なぜ評価表がないのだろう．おそらく評価をするという文化がないのではないだろうか？

❷　姿勢制御とかの定性的評価は文面に残してあるけれども，定量的評価は見当たらなかったな．定量的評価を行うことは必須だろう．好きな評価をしていいということを利点と捉えて，自分は定期的に ROM や FIM 等の定量的評価をすべてのクライエントで行おう．

シーン 2

インテーク面接（療養型病床群での場面）

　作業療法ミーティングで，意思疎通のとれないクライエントたちについての話が挙がりました．面接により作業ニードを捉えようとしても答えることができないた

め❶，どのような人かも見当がつきません．療養型病床群のため，多くのクライエントが10年以上入院しており，どのスタッフよりも古株でした．しかも面会に来る家族もあまりおらず，電話もつながらないことが多い状況でした❷．今後このようなクライエントにどう対処しようかという議案でした．

覗いてみた頭の中

❶ 意志質問紙（volitional questionnaire: VQ）※等，作業場面での観察評価により，クライエントの意志が評価可能になることもあろうが，病前にどのような作業的存在であったかを知るに越したことはない．

❷ もともと家族と疎遠になっているクライエントも多く，さらに長期入院になり，家族も面会に来ない．この状況で電話をしても逆に面倒と思われることも多く，熱意だけでは何ともならない．一方，入院時に必ずkey personは同行してくる．この時にkey personも含めたインテーク面接を行う時間が取れないか提案してみよう．

シーン3

収益確認と書類業務

　病院ではセラピストの毎日の実施回数（今でいう単位数）を，専用のフォーマットに手書きで記録していました．それを10日締めで行っており，その日はリハビリテーション科セラピスト全員が二人一組になり，確認していました（たとえば，〇〇さん，15日4単位，16日7単位といった具合に，1人が読み上げてもう1人が確認する）．間違えるとまた一から確認し直すため，かなりの手間になっていました❶．

　別の場面では回復期の立ち上げをきっかけにシステムが整理されていました．月に1回の作業療法評価表，カンファレンスの書類，総合実施計画書，そして退院時のサマリーといった書類作成に追われるようになりました❷．

覗いてみた頭の中

❶ 電子化されればこの手間もミスもなくなり，業務の効率が上がるだろう．しかし，電子カルテの導入などしないだろうな．研修先の先生がExcelで作っているらしいから聞いてみてもいいかもしれない．

❷ 何回も同じような内容を書くのは本当に時間の無駄だ．これが電子化されて情報

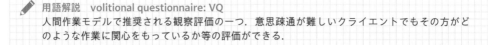

✎ **用語解説　volitional questionnaire: VQ**
人間作業モデルで推奨される観察評価の一つ．意思疎通が難しいクライエントでもその方がどのような作業に関心をもっているか等の評価ができる．

がピックアップできるようになれば，リハビリテーション科の残業時間はかなり減るだろう．電子カルテの導入などしないだろうが，するにしてもオーダーメイドとなるとお金がかかるだろうな．そうなるとなおさら電子化は夢のまた夢だ．

シーン 4

カンファレンス

　チームリーダーが集合した会議で，カンファレンス時に作業療法士と理学療法士と言語聴覚士の目標に整合性がないことがあるという問題が挙がりました．原因は，時間があるにもかかわらず職種間で話し合っていないこと，そもそも他職種の仕事に興味をもっていないこと等が考えられるとされていました[1]．各職種の記録は一元化されてはいましたが，別々のページにあり，各部門からわざわざ他部門を開いてみることはしないのではという意見が聞かれました[2]．質のいいカンファレンス資料をチームで作成し，クライエントの利益のための対策の必要性が迫られていました．

 いてみた頭の中

❶　純粋に興味がないということでは済まされない話だろう．お互いのカンファレンス資料作成の進捗状況をすり合わせる機会を作ろう．振り返ってみると，他職種の専門性に関する教育が少なかった．来年度から教育カリキュラムの中に他職種の専門性を学ぶ時間を増やそう．他職種からの押し付けになると主体的に学べないので，各職種の人望に厚い人に動いてもらおう．

❷　それぞれの評価表が別々に存在するために，その問題が起きやすくなるのだろう．総合実施計画書のように各職種が集まって作成するものにすれば，必然的に話し合いをしなくてはならなくなるだろう．書類に時間がかかりすぎないように電子化して，さまざまな書類がリンクするようにしよう．

シーン 5

訪問リハビリテーション

　退院後のクライエントのヒアリング調査が始まりました．調査すると，退院後にさまざまなクライエントが作業遂行に困難を感じたことが明らかになりました[1]．これは他の施設や事業所からの訪問リハビリテーションや通所リハビリテーションを受けている方にも同様の傾向であり，そこでの内容はマッサージや機能訓練が多く，作業は支援されていませんでした[2]．クライエントは訪問作業療法のことを訪

管理編

137

問マッサージと呼んでおり，独歩で買い物に行けるレベルでも，エンドレスに行われるマッサージに半ば依存気味の人もいました[3].

覗いてみた頭の中

① 入院中の作業の支援にはやはり限界がある．いくらやっても模擬的なものから抜け出せない．退院後の生活のソフトランディングのためには，外来や訪問リハビリテーションが必須である．

② 大切な作業を支援しても，退院後にそれが継続されていない．残念な結果だが，予想していた通りだ．結局エンドレスなマッサージが行われている．マッサージであれば訪問マッサージのほうが安価なのだから，介護保険の無駄遣いになっているだろう．このままではリハビリテーションはとんでもない方向になってしまう．クライエントの作業を支援するためには，他事業所を変えるより，当院の理念に沿った訪問リハビリテーション事業所の設立が手っ取り早いだろう．

③ 効果的な実践を考え，希望される作業遂行が可能になったら終了へ導くスタイルにしよう．シームレスな流れを組み立てて，在宅でも作業的存在であり続けられる支援がなされれば，すべての人にとって利益となるに違いない．時間は待ってくれない．現在のマンパワーでクライエントに最大に還元できる方法について事務長と交渉しよう．

シーン6

年功序列

　事務長が私に「吉田くんや水嶋さんはそろそろ役職に上げたらどう？」と，話をしてきました．私が「それはどういう意味ですか？」と尋ねると，事務長が「長く勤めてきて，いい年代になってきたから．人もよさそうだし……[1]」と答えました．私は「リハビリの人事は経験年数で決めたくないのです．それはなぜかというと，優秀な人材が上に立つことが病院のためになると思うからです[2]．誰がいいかではなく，何ができるかが重要だと思います．石田さんは経験年数こそまだ少ないですが，現場の技術ももっていますし，人望も厚く，リハビリテーション科の方針をよく理解しています．彼ならいい役職になると思います」と答えました．その後，本人の意思も確認し，石田さんは異例の昇進となりました．

覗いてみた頭の中

① 他の部署もそうだが，事務長も年功序列で昇格を考えているのだろうな．リハビ

リテーション業界全体もそうなっている．しかし，この業界は若い世代が多いが，今後その世代が揃ってベテランになっていくので，モデル自体がおかしくなることは確定であるし，ナンセンスだ．

❷　能力のある若い人たちはたくさんいる．経験よりも何ができるかが組織のためになるということ，他部署や他院とは異なり，能力主義で進める方針を事務長にわかってもらおう．そして役職に適任であり，やる気もある石田さんを推薦しよう．

　シーン1は，今では信じられないかもしれません．私が作業療法士になった当時は，医療保険でもエンドレスにリハビリテーションが実施できました．当時の勤務先では，いわゆるファシリテーションテクニックの研鑽に力を注がれており，姿勢制御や分析等の定性的評価が行われていました．反面，定量的評価がおろそかになっており，客観的に変化を示せていなかったと思います（第2章シーン2とその解説参照）．私自身が手外科で毎回ROMを測定していましたので，はじめは違和感を感じました．したがって，私は個人的にROMやFIM等の作業療法評価セットを作り，3カ月に1回，定期的に評価を実施するようにしました．プチ自己改革をしたということです．なお，この個人評価には後にCOPM等の面接ツールを導入し，それを見た同僚の作業療法士も利用しはじめ，最終的に職場全体で使用するといった波及を見せることとなります．この時やったかやらなかったかは，職場に大きな影響を与えたかもしれません．

　シーン2は，「意思疎通のとれないクライエントにどのように効果的な作業療法を実施するのか？」がテーマになっています．この時の作業療法の処方が出ているクライエントは，認知機能の問題や意識レベルの問題で意思疎通がとれず，しかも長期入院で家族の面会や連絡もとれない方がかなり多い状況でした．作業療法の実施にはクライエントのことを知ることが重要であるにもかかわらず，その手段がなかったのです．よって，作業療法の実施もこれでいいのかと手探りの状態でした．当時，私は一般職でしたが，インテーク面接の案は採用されました．これが功を奏して，新規入院の方のクライエントの情報が非常に豊富となりました．私は後に回復期リハビリテーション病院の立ち上げに関わることになりますが，この体験を基に家族等の転院先の選択のための病院見学時にインテーク面接に関するシートをお渡しして，入院時に記入したものを持参していただくシステムを構築しました．これによりご家族等からクライエントの作業的存在としての背景や家族の思いを聞くきっかけとなり，シートはクライエント中心の作業療法実践に不可欠なものとなりました．

　シーン3，4のテーマは，業務の効率化と質の向上です．この背景にはICT化が

管理編

139

あり，このきっかけはシーン3で，20年近く前に遡ります．今でこそ電子カルテは推奨され，導入している施設も多いでしょう．当時は一部の恵まれた病院のみが使用しており，一般職であった私は電子カルテを導入することはないと思っていましたし，その通りでした．しかし，私は人気のなかった回復期立ち上げメンバーになり，無駄が嫌いな性格もあって，この問題を解決したいと思いました．他院の先生にアドバイスをいただいたり，Microsoft AccessやExcelを独学で学んだりして，最終的に単位数算定ファイルを作成し，電子化に成功しました．さらにそれは書類作成にもつながり，作業療法評価表を作成すれば他の書類がほぼすべて作成されるシステム構築がなされました（**図**）[1]．この時の私は一般職でしたので，通常の業務時間以外にプライベートの時間を利用して，半年間ほどかけて作成しました．管理者としてみれば，「サービス残業をするんじゃない」と当時の私に指導したいです．しかし，この時の私は報酬がほしい等とは感じず，業務改善により自分と他職員が楽になるという過程に達成感を感じていたのだと思います．実際，このシステムはリハビリテーション科職員の業務効率を格段に上げ，管理職の人だけではなく，皆が感謝してくれました．金銭的な報酬よりもリハビリテーション科内での私の発言力上昇にもつながったため，さまざまな企画が通りやすくなったという副産物が一番よかったです．自分にとってのやりがいは，外的報酬よりも内的報酬が重要なのだと思います．結果，リハビリテーション科の残業時間は1,000時間近く削減可能となり，私は一般職でしたが病院全体のカルテ委員会の委員長に抜擢され，病院機能評価に向けてのカルテの一元化に尽力しました．この経験があったので，その10年後のシーン4についてはすぐに解決策が浮かびました．シーン3の病院では不一致が起きていなかったからです．シーン4でも各職種合同の評価表作成へとつながり，目標の不一致は激減しました．

　ICT化は業務効率を上げるために非常に有用です．デメリットとしては，費用の問題とかゆいところに手が届かないことでしょう．自作で行うには迅速に行える反面トラブルシューティングが必要となります．そのためには複数の職員が対応できるようになる必要性があるでしょう．しかし，自作したシステムを複数の職員が扱えるようになることは，彼らにとっても有用です．結果，数十の職員がExcelを扱えるようになりました．この点で私が学生に伝えているのは，自己管理も含めてOffice等のPC関連技能を高めることです．それは書類作成時間がかなり短くなるからであり，結果的に業務効率が飛躍的に上がります．これらは着目されませんが，促通手技以上に裏切らない技術としてPC関連技能は着目されてもいいのではと個人的に思います．

　シーン5は私の中でもかなり強引に進めた改革だなと反省点もあります．退院さ

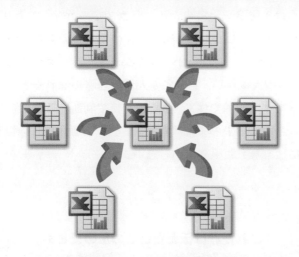

**図　各部署の評価表を作成すると自動的にカンファレンスの
資料やサマリーへリンクする**

れたクライエントの不利益と経営重視の訪問リハビリテーションに嫌気が差したと
もいえるでしょう．実際に立ち上げた結果，終了型の訪問リハビリテーション事業
所となり，当時平均実施期間6カ月，終了率100％の実績を残しました．実はこの
時，訪問看護ステーションも立ち上げ，医療保険下での進行性の方など，積極的な
医療措置が必要な方への訪問リハビリテーション（時にターミナルまで．つまりエ
ンドレス）も実施する予定でしたが，その前に私が退職したため，実現はしません
でした．訪問リハビリテーション（訪問看護含む）についてはさまざまな問題が浮
上しています．たとえば，近年は訪問看護ステーションからの理学療法等の実施が
多いことが問題視され，私たちのリハビリテーション関連団体も反対運動等をしま
した．しかし，個人的な見解ですが，本当に反対できるほど私たちはまっとうなこ
とをしているでしょうか？　訪問看護ステーションに多数のセラピストを配置して，
訪問看護ステーションといえるのでしょうか？　まったく逆の場合（訪問リハビリ
ステーションに多数の看護師がいると想定），異を唱えないでしょうか？　それによ
り社会保障費が増大して，国の借金が増え，今後の若い世代に負担をさせているの
ではないでしょうか？　訪問看護ステーションの問題に限らず，自問しなくてはな
らないと私は思います．
　シーン6は，私が管理で行った最もよいことだと思っています．当たり前です
が，経験年数が長いと管理ができるというエビデンスはありません．経験年数が長
くてすばらしい管理をする人もいれば，遊び人もいます．実際，私より経験が少な
くても，高い臨床力・研究力・統率力等，秀でた能力をもつ人にたくさん会ってき

ました．重要なのは「病院や組織のために何ができるか？」であり，「年齢が上か下か？」ではありません．しかしながら，現在の私たちの業界は年功序列が少なくありません．一方，このモデルは多かれ少なかれ変化を迎えつつあります．なぜなら，セラピスト数の増大に伴い，すべての人が管理職になれるとはかぎらない状況になっているからです．年齢や性別，障害の有無で判断すること自体が作業療法の基盤から逸脱すると思います．今後は実力や能力のある人が日の目を浴びるような業界になるように私自身も頑張りたいと思います．

これだけは伝えたいこの章のまとめ

　小泉純一郎元総理が「改革なくして成長なし」と言いましたが，個人も組織も常に変化しなくてはなりません．別では進化論を呈したダーウィンが「強い者や賢い者が生き残れるのではなく，生き残れるのは変化できる者だ」と述べています．作業療法は変化し続けています．一方，日本の社会情勢はこの先，暗い影を落としているようにも見えます．その中で生き残るためには，維持し続けることではなく，個人でも組織でも改革をし続けることが重要なのではないでしょうか？　そのためには一歩前に足を出すことが重要だと私は思います．

登山

　個人的に数年前からハマっている「推し作業」です．もともとは亡父の遺言がきっかけだったのですが，年齢も年齢ですし，健康にもいいということで始めています．歳を増すと怒られることも少なくなります．登山は何よりものすごくしんどいのです．一人で登っている時には「ちくしょう！　何でこんなにつらいんだ！　俺は馬鹿か！」等しか思いませんが，一歩一歩前に進むと，必ず頂上が来るのです．そしてそこからの眺めは最高なのです．意外にこれを作業療法人生と照らし合わせて，つらいことも少しずつ進めばすばらしい世界が待っていると感じています．

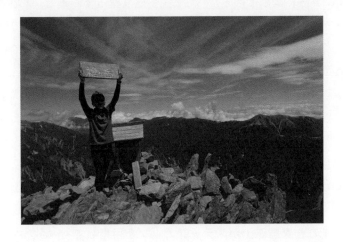

文献

1)　澤田辰徳, 他：Excelを利用した記録効率化の試み. OTジャーナル **42**: 882-886, 2008

管理編

●●● おわりに

　本書を結ぶにあたり，あらためて先輩OT像について考えてみた．「先輩」を辞書で調べると2つの意味があった，1つは「同じ学校や勤務先などに先に入った人」を指し，2つ目は「年齢・地位・経験や学問・技芸などで，自分より上の人」を指しているようだ．この2つの意味は共存することも多いのだろう．1つ目の意味はおそらく儒教の影響であろうが，盲目的に上の世代を敬うというものであり，わかりやすく言えば年功序列である．2番目の意味は特定の分野で自分より優れているということを指すのであろう．私のメンターは皆年上で，経験も上であり，そして技術をもち，皆クライエントに真摯であった．しかし，振り返ってみると，尊敬できる同僚・仲間・後輩・クライエントからも私は多くを学んでいた．その意味では彼らも先輩だったことに気づかされたのである．何も経験が上だから常に優れているわけではないのである．

　私が作業療法士になり四半世紀近くが経とうとしている．業界全体をみると明るい話題ばかりではない．私も含めた先輩たちのこの20年間の行動により，残念ながら世の中の作業療法のブランディングや職能の組織的な向上は失敗しているといえるだろう．現場では作業療法士が足りないにもかかわらず，養成校は定員割れをしている．年功序列の意味合いが強い日本の文化の中で，作業療法業界の先輩は2番目の意味でも本当に若い作業療法士より優れているのか，はなはだ疑問をもつ機会が多い．有能な作業療法士がステップアップを目指しても，さまざまな場面で年功序列の壁が立ち塞がり，可能性が阻害されていることも耳にする．私は，本当に作業療法業界をよいものにするのであれば，明るい若者の未来が年功序列による先輩の存在により防がれることがあってはならないと，この場を借りて警鐘を鳴らしたい．本当の意味で変わらなければいけないのは「先輩OT」の書籍を手にする若者ではなく，私たち先輩のほうなのかもしれない．

　本書の校正中に私の恩師である鎌倉矩子先生がご逝去されたと仲間から連絡をいただいた．後日，訃報を示す協会誌に先生が以前寄稿されたものが掲載されていた．その中には本書と合い通ずるものがあるのではないかと勝手に思っている．また，その中に過去に谷川良博氏が執筆された「先輩OTの頭の中」のエピソードが引用されていた．先輩である鎌倉先生に私の書籍を読んでいただけなかったことが心残りである．先生のような偉大な先輩に恥じぬよう，これからも精進せねばならないと誓った．

　作業療法士はすばらしい職業である．私は心からそう思う．本書が手にしていただいた方々のお役に少しでも立てれば，真の意味で作業療法士の先輩になれたかもしれないと，嬉しく思う．私も含め共学共進で作業療法の未来を作り上げるために．

　未来を信じて

　　　　　　　　　　　　　　　　　　　　　　　　　　　　　　　　　澤田 辰徳

覗いてみたい!?
先輩OTの頭の中〜臨床のリアルに触れる〜

発　行　2023 年 11 月 20 日　第 1 版第 1 刷

著　者　澤田辰徳

発行者　青山　智

発行所　株式会社 三輪書店

　　　　〒 113-0033 東京都文京区本郷 6-17-9　本郷綱ビル

　　　　TEL 03-3816-7796　FAX 03-3816-7756

　　　　http://www.miwapubl.com

印刷所　三報社印刷 株式会社

ISBN 978-4-89590-794-1　C 3047